Zoé Unakim

Hypophyse

Zoé Unakim

Hypophyse

Drittes Auge

Trainerverlag

Imprint

Cover image: www.ingimage.com

Publisher:
Der Trainerverlag
is a trademark of
International Book Market Service Ltd., member of OmniScriptum Publishing Group
17 Meldrum Street, Beau Bassin 71504, Mauritius
Printed at: see last page
ISBN: 978-620-0-76919-0

Inhaltsverzeichnis:

I. Hypophyse:[1]

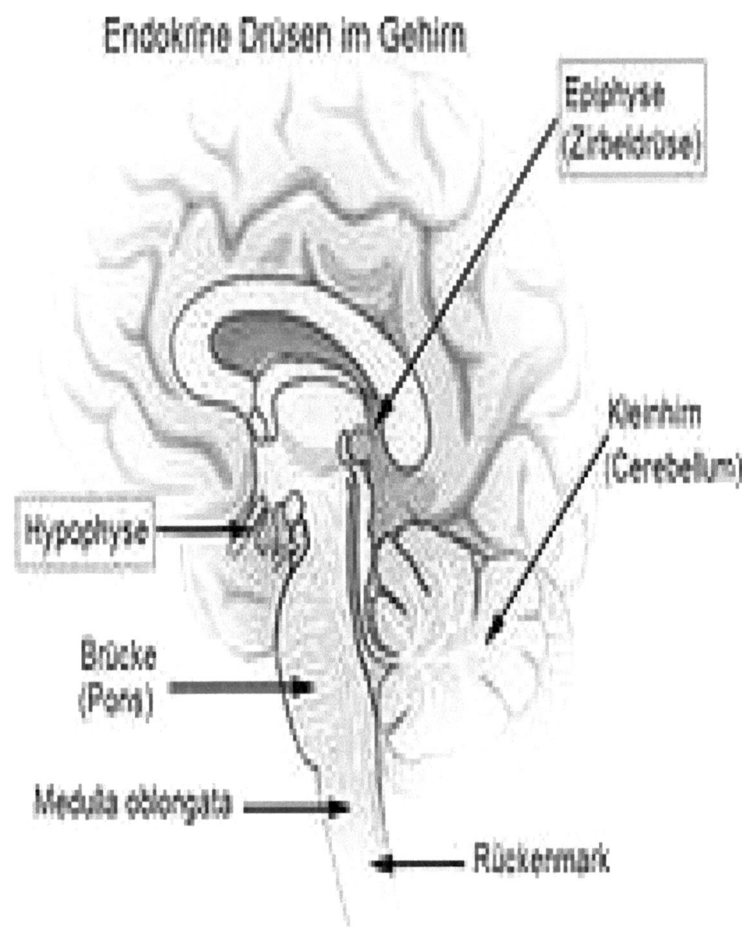

Hypophyse (links) und Epiphyse (rechts)

[1] Vgl. https://de.wikipedia.org/wiki/Hypophyse

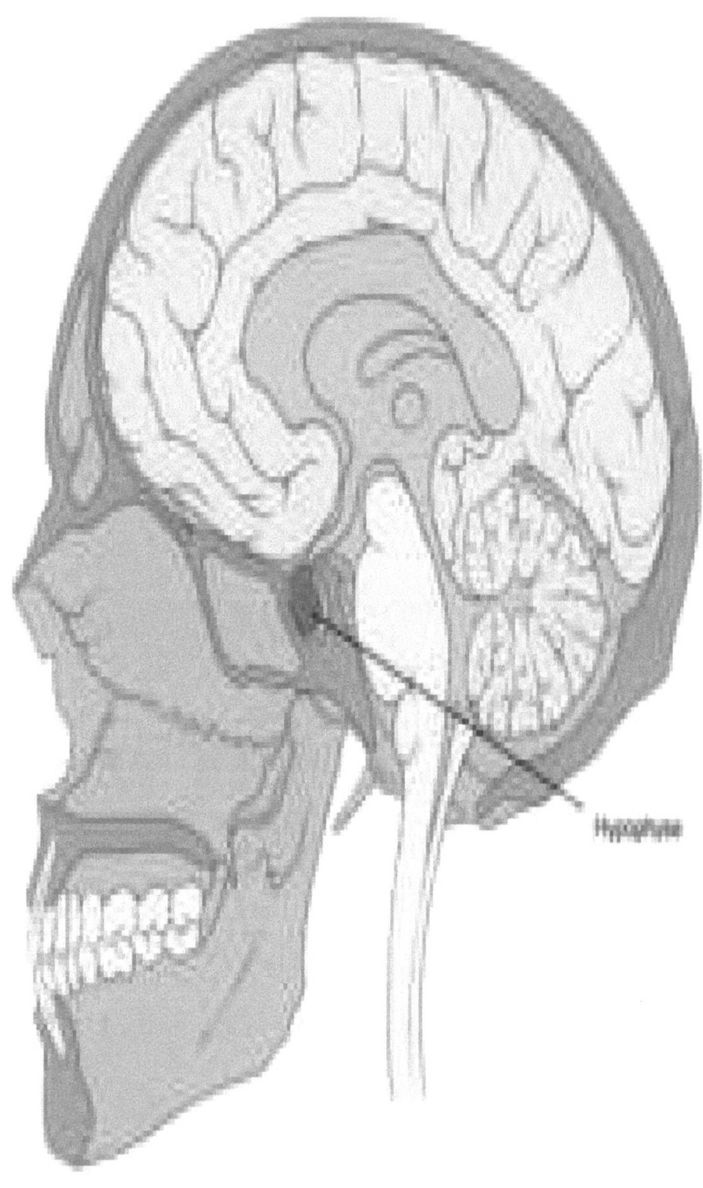

Lage der Hypophyse (Pfeil)

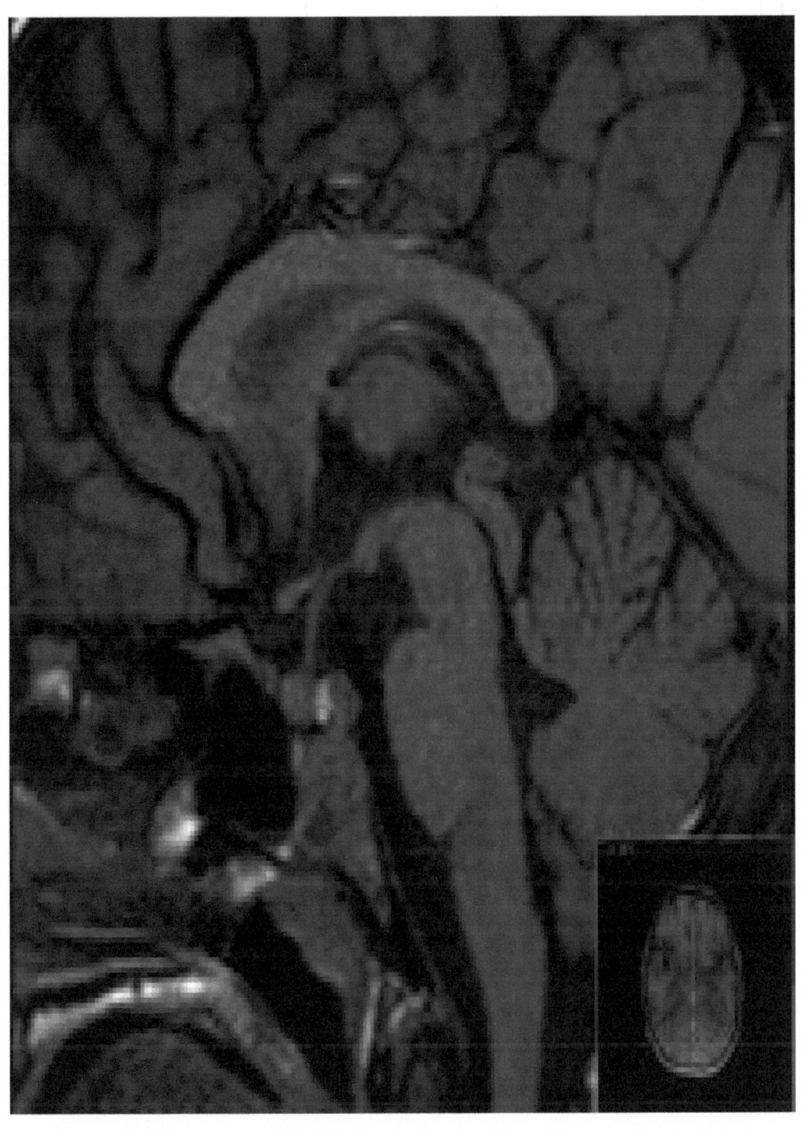

Hypophyse in der MRT (T1, nativ): Der Pfeil zeigt auf die Neurohypophyse (signalintens/hell), der Pfeilkopf auf die Adenohypophyse.

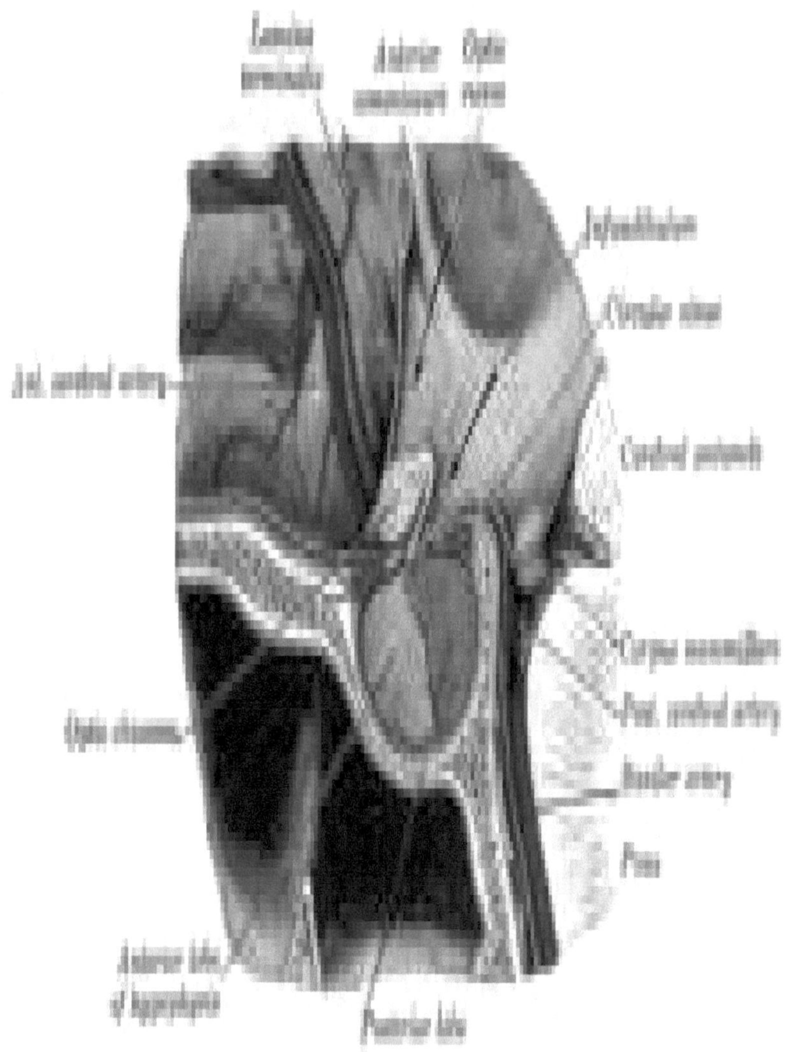

Vorder- und Hinterlappen

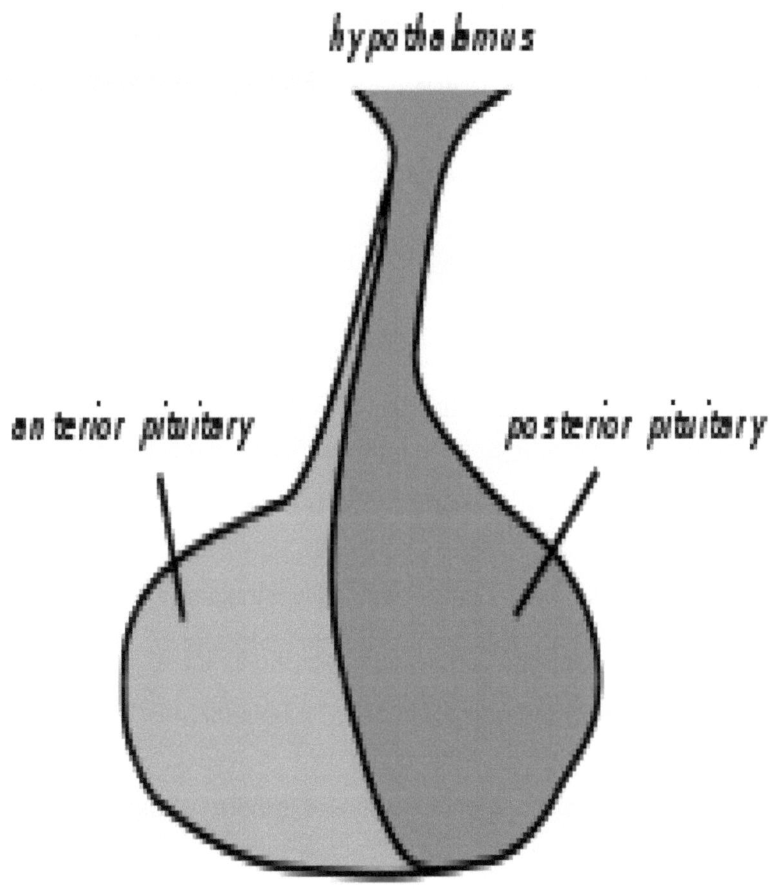

Hypophysenvorderlappen (links) und Hypophysenhinterlappen (rechts) (stark vereinfachte Darstellung)

Die **Hypophyse** (auch lateinisch **Hypophysis**, von altgriechisch ὑπόφυσις *hypóphysis* „das unten anhängende Gewächs") oder **Hirnanhangsdrüse**, lateinisch **Glandula pituitaria**, ist eine an der Basis des Gehirns „hängende", etwa erbsengroße Hormondrüse, die vom Hypothalamus gesteuert wird und der eine zentrale übergeordnete Rolle bei der Regulation des Hormonsystems im Körper zukommt. Sie ist eine Art Schnittstelle, mit der das Gehirn über die Freisetzung von Hormonen Vorgänge
wie Wachstum, Fortpflanzung und Stoffwechsel reguliert. Die Hypophyse sitzt dem Türkensattel (*Sella turcica*), einer knöchernen Vertiefung der mittleren Schädelgrube auf Höhe der Nase, auf.

Aufbau und Physiologie

Die Hypophyse ist mit dem Hypothalamus über den Hypophysenstiel (Infundibulum) verbunden und wird in

- Hypophysenvorderlappen (Lobus anterior hypophysis, Adenohypophyse), bestehend aus
  - Pars distalis (der vordere, größte Abschnitt des Vorderlappens),
  - Pars infundibularis (Pars tuberalis), den Hypophsenstiel bedeckend, und
  - Pars intermedia (Hypophysenzwischenlappen, ein schmaler Mittelstreifen), und
- Hypophysenhinterlappen (Lobus posterior hypophysis, Neurohypophyse)[1]

eingeteilt. Entwicklungsgeschichtlich und funktionell unterscheiden sich die Hypophysenlappen voneinander. Während die Adenohypophyse aus einer Ausstülpung des Rachendaches, der sogenannten Rathke-Tasche, hervorgeht und sich der Neurohypophyse anlagert, ist die Neurohypophyse eine Ausstülpung des Zwischenhirns. Dieser Unterschied ist histologisch zu erkennen, denn während in der Adenohypophyse verschiedene in Ballen angeordnete endokrine Drüsenzellen vorkommen, dominieren in der Neurohypophyse vor allem Nervenzellfortsätze, sogenannte Axone, deren Zellkörper im Hypothalamus liegen. Somit vermag die Adenohypophyse Hormone unter Kontrolle des Hypothalamus selbst zu bilden und die Neurohypophyse ist hingegen als Speicher- und Sekretionsorgan für die im Hypothalamus gebildeten Hormone zuständig.

Blutversorgung

Die Hypophyse wird über vier Arterien mit Blut gespeist. Aus der Pars cavernosa der Arteria carotis interna entspringen zwei Arteriae hypophysiales inferiores, die vor allem im Bereich der Neurohypophyse ein Kapillarnetz bilden, in welches die entsprechenden Hormone abgegeben werden. Aus der Pars cerebralis der Arteria carotis interna entspringen zwei Arteriae hypophyslales superlores, dle Im Berelch der Emlnentla mediana und des Hypophysenstiels Primärplexus bilden, in welchem einige Areale des Hypothalamus ihre Hormone, Liberine und Statine, sezernieren. Über die Venae portales hypophysiales gelangen sie in den Sekundärplexus, der an der Adenohypophyse liegt. In diesem Sekundärplexus gelangen die Hormone des Hypothalamus direkt an ihren Wirkort und es werden die Hormone der Adenohypophyse dort abgegeben, von wo aus sie in den Sinus cavernosus und damit in den Körperkreislauf abfließen, um ihre Wirkungen zu entfalten.

Hormone des Hypophysenvorderlappens (Adenohypophyse)

Unterschieden werden Hormone, die direkt auf ihre Zielorgane einwirken (nichtglandotrope Hormone), und solche, welche die Hormonproduktion nachgelagerter endokriner Drüsen stimulieren (glandotrope Hormone). Die glandotropen Hormone werden auch *Steuerungshormone* genannt, da sie die Funktion anderer Hormondrüsen regulieren. Direkt auf ihre Zielorgane wirken das Wachstumshormon Somatotropin (STH für somatotropes Hormon bzw. GH für *growth hormone*) sowie Prolactin. Bei den glandotropen Hormonen werden die auf die Keimdrüsen (Gonaden) wirkenden gonadotropen Hormone follikelstimulierendes Hormon (FSH) und Luteinisierendes Hormon (LH) sowie die nichtgonadotropen Hormone, nämlich das die Nebennierenrinde stimulierende adrenocorticotrope Hormon (ACTH) und das die Schilddrüse stimulierende Thyroideastimulierende Hormon (TSH) unterschieden. Durch Prozessierung eines größeren Vorläuferpeptides, des Proopiomelanocortins, entstehen neben dem ACTH zudem Melanotropin (MSH), β-Endorphin und met-Enkephalin. Die Hormonproduktion der Hypophyse wird mittels Liberinen und Statinen durch den Hypothalamus geregelt.

Hormone des Hypophysenzwischenlappens[Bearbeiten | Quelltext bearbeiten]

Der Hypophysenzwischenlappen ist unter anderem Bildungsort der Melanozyten-stimulierenden Hormone (MSH, Melanotropine).

Hormone des Hypophysenhinterlappens (Neurohypophyse)

Bei den Hormonen, die im Hypophysenhinterlappen gespeichert und ausgeschüttet werden, handelt es sich um das Oxytocin sowie das antidiuretische Hormon (ADH), das auch als Adiuretin oder Vasopressin bezeichnet wird. ADH wird im Nucleus supraopticus (Kerngebiet, das sich oberhalb des Sehnerven befindet), Oxytocin im Nucleus paraventricularis (Kerngebiet im Hypothalamus) des Hypothalamus gebildet.

Krankheiten und Diagnostik

Der italienische Pathologe Gaetano Fichera (1880–1935) entdeckte 1905 bei Hühnern, denen die Hypophyse entfernt worden war, eine starke Wachstumshemmung, wie sie später auch für Säugetiere nachgewiesen werden konnte. Herbert M. Evans erreichte in Kalifornien dann 1920 durch Verabreichung von Hypophysenextrakt eine Art Riesenwuchs.[2]

Eine Unterfunktion der Hypophyse (Hypophyseninsuffizienz, Panhypopituitarismus) kann vielfältige Ursachen haben.

Tumoren der Adenohypophyse nennt man Hypophysenadenome. Sie verursachen häufig eine übermäßige Hormonbildung. Große

Tumoren können auf die Sehnerven drücken, was zu erheblichen Sehstörungen führt. Unbehandelt ist eine Erblindung die Folge. Solche Tumoren werden operativ häufig durch die Nase entfernt, in der Regel kann der Patient direkt nach der Operation wieder normal sehen.

An die körperliche Untersuchung schließen sich Hormonmessungen und Funktionstests an. Bei klinischem Verdacht sollten Hormonuntersuchungen bei einem Endokrinologen vor bildgebenden Verfahren durchgeführt werden, da die bildgebenden Verfahren häufig falsch positive Befunde ergeben („Incidentalome“). Als bildgebende Verfahren finden die Röntgenaufnahme der Sella turcica im Seitbild des knöchernen Schädels, die Computertomografie, die Magnetresonanztomografie und die Somatostatin-Rezeptor-Szintigrafie Anwendung.

Weitere Tumoren, die (neben eosinophilen, basophilen und chromophoben Geschwülsten des Hypophysenvorderlappens) im Bereich des Hypophysen-Zwischenhirnsystems vorkommen können, sind unter anderem Kraniopharyngeome, Hypophysengangszysten, Gliome, Teratome und Schüller-Christian-Granulome.[3]

Literatur

- Helga Fritsch, Wolfgang Kühnel: *Taschenatlas Anatomie.* Bd. 2: *Innere Organe.* Thieme, Stuttgart 2005, ISBN 3-13-492109-X.
- Lois Jovanovic, Genell J. Subak-Sharpe: *Hormone. Das medizinische Handbuch für*

Frauen. (Originalausgabe: *Hormones. The Woman's Answerbook.* Atheneum, New York 1987) Aus dem Amerikanischen von Margaret Auer, Kabel, Hamburg 1989, ISBN 3-8225-0100-X, S. 11 f., 55 f., 74–77, 181 f., 290–292 und 376 f.

- Ulrich Welsch: *Sobotta Lehrbuch Histologie.* Elsevier, München 2006, ISBN 3-437-42421-1.

Weblinks

Commons: Hypophyse – Sammlung von Bildern, Videos und Audiodateien

W**Wiktionary: Hypophyse** – Bedeutungserklärungen, Wortherkunft, Synonyme, Übersetzungen

Wikibooks: Topographische Anatomie: Neuroanatomie: Zwischenhirn – Lern- und Lehrmaterialien

- Netzwerk Hypophysen- und Nebennierenerkrankungen e. V.

Einzelnachweise

1. ↑ T. H. Schiebler (Hrsg.): *Lehrbuch der gesamten Anatomie des Menschen. Cytologie, Histologie, Entwicklungsgeschichte, Makroskopische und Mikroskopische Anatomie.* 3. Auflage. Springer-Verlag, Berlin/Heidelberg/New York/Tokyo 1983, ISBN 3-540-12400-4, S. 684.
2. ↑ Otto Westphal, Theodor Wieland, Heinrich Huebschmann: *Lebensregler. Von Hormonen, Vitaminen, Fermenten und anderen Wirkstoffen.* Societäts-Verlag,

Frankfurt am Main 1941 (= *Frankfurter Bücher. Forschung und Leben.* Band 1), S. 28 f.

3. ↑ Ludwig Weissbecker: *Krankheiten des Hypophysen-Zwischenhirnsystems.* In: Ludwig Heilmeyer (Hrsg.): *Lehrbuch der Inneren Medizin.* Springer-Verlag, Berlin/Göttingen/Heidelberg 1955; 2. Auflage ebenda 1961, S. 1008–1013, hier: S. 1010.

II. Hypophysis:[2]

von altgriechisch: ὑπόφυσις ("hypóphysis") - "das untere Gewächs"
Synonyme: Hirnanhangdrüse, Glandula pituitaria
***Englisch**: hypophysis, pituitary gland*

1 Definition

Die **Hypophyse** ist ein etwa haselnussgroßes endokrines Organ im zentralen Nervensystem, das der Synthese- und Abgabeort für zahlreiche Hormone ist. Sie spielt eine wichtige übergeordnete Rolle bei der Regulation des endokrinen Systems im Körper.

2 Einteilung

2.1 ...nach funktionellen Gesichtspunkten

- Adenohypophyse: enthält Drüsenzellen, deren Aktivität u.a. von Neuronen des Hypothalamus gesteuert wird
  - Pars distalis
  - Pars tuberalis (infundibularis)
  - Pars intermedia
- Neurohypophyse: hier enden Axone von hypothalamischen Neuronen, die Effektorhormone produzieren
  - Pars nervosa bzw. Lobus nervosus
  - Infundibulum

---

[2] Vgl. https://flexikon.doccheck.com/de/Hypophyse

2.2 ...nach anatomischen Gesichtspunkten

- Drüsenkörper
  - Hypophysenvorderlappen (Pars distalis und Pars intermedia der Adenohypophyse)
  - Hypophysenhinterlappen (Lobus nervosus der Neurohypophyse)
- Hypophysenstiel (Pars tuberalis der Adenohypophyse und Infundibulum der Neurohypophyse)

Im klinischen Alltag werden jedoch Adenohypophyse und Hypophysenvorderlappen bzw. Neurohypophyse und Hypophysenhinterlappen synonym verwendet.

3 Embryologie

3.1 Adenohypophyse

Die Entwicklung der Adenohypophyse beginnt in der vierten Embryonalwoche: Im Rachendach vor der Buccopharyngealmembran bildet sich eine ektodermale Epithelausstülpung (Rathke-Tasche). Sie wächst nach kranial und lagert sich am Boden des Diencephalons an. Schließlich bildet sich der epitheliale Verbindungsstrang zurück, wobei Reste im Rachendach und im Corpus ossis sphenoidalis bestehen bleiben. Diese können zum Ausgangspunkt von Kraniopharyngeomen werden.

Im Verlauf vergrößert sich die Rathke-Tasche zur Pars distalis und Pars tuberalis. Der hintere Teil wird zur kleineren Pars intermedia. Anschließend obliteriert die Lichtung der Rathke-Tasche, wobei man gelegentlich noch Reste des Lumens in Form von kolloidgefüllten Zysten (Pseudofollikel) vorfindet.

Die embryonale Differenzierung der Adenohypophyse erfordert ein komplexes Zusammenspiel aus spezifischen Transkriptionsfaktoren, z.B. Prop-1, Pit-1, SF-1, T-Pit und DAX-1. Mutationen dieser Faktoren können zu seltenen selektiven oder kombinierten Hormondefiziten führen.

3.2 Neurohypophyse

Direkt nach Anlagerung der Rathke-Tasche an den Boden des dritten Ventrikels beginnt die Bildung der Neurohypophyse mit einer Verdickung des Epithels. Anschließend entsteht eine Ausbuchtung des Ventrikelbodens (Processus infundibularis), die sich später in das Infundibulum und den Lobus nervosus gliedert. Die epithelialen Zellen differenzieren sich ab dem dritten Monat in spezifische Gliazellen (Pituizyten). Parallel dazu wachsen unmyelinisierte Axone aus den Kernen des Hypothalamus ein. Im proximalen Abschnitt des Infundibulums bleibt als Recessus infundibularis ein Bereich des Ventrikellumens erhalten.

4 Anatomie

Die Hypophyse wiegt ca. 600 mg und hat eine Dimension von ungefähr 13 x 9 x 6 mm. Der Drüsenkörper ist in einen Vorderlappen (Pars distalis und Pars intermedia der Adenohypophyse) und einen Hinterlappen (Lobus nervosus der Neurohypophyse) unterteilt. Der ca. 3 mm lange Hypophysenstiel (Pars tuberalis der

Adenohypophyse und Infundibulum der Neurohypophyse) verbindet den Drüsenkörper mit dem Boden des dritten Ventrikels.

Der größte Anteil der Hypophyse liegt an der Schädelbasis in der Hypophysenloge (Fossa hypophysialis). Die betreffende Knochenstruktur des Os sphenoidale wird Türkensattel (Sella turcica) genannt. Nach oben ist die Hypophysenloge vom Gehirn durch ein Durablatt (Diaphragma sellae) abgegrenzt. Es besitzt ein Loch für den Durchtritt des Hypophysenstiels.

Topographisch unterscheidet man einen suprasellären (oberhalb des Diaphragmas) von einem infrasellären Hypophysenanteil:

- Der supraselläre Teil besteht aus dem Hypophysenstiel, der in enger Beziehung zum Chiasma opticum verläuft. Dies erklärt einen ggf. bei Hypophysentumoren auftretenden Ausfall der temporalen Gesichtsfelder (bitemporale Hemianopsie).
- Der infraselläre Teil (Drüsenkörper) grenzt seitlich an den Sinus cavernosus, durch den die Arteria carotis interna sowie verschiedene Nerven (Nervus oculomotorius, Nervus trochlearis, Nervus abducens und Äste des Nervus trigeminus) ziehen. Die beiden Sinus sind durch querlaufende Sinus intercavernosi im vorderen und hinteren Sellabereich verbunden. Von dort fließt venöses Blut aus der Hypophyse zum Sinus petrosus inferior, der im Rahmen des Inferior Petrosal Sinus Sampling (IPSS) von Bedeutung ist.

5 Blutgefäßversorgung

Die Hypophyse wird beidseits von zwei Arterien mit Blut versorgt:

- Arteria hypophysialis inferior: entspringt der Arteria carotis interna und versorgt die Pars nervosa der Neurohypophyse
- Arteria hypophysialis superior: entspringt ebenfalls der Arteria carotis interna im Subarachnoidalraum und zieht nach medial zum Hypophysenstiel; versorgt das Infundibulum und (indirekt) den Großteil der Adenohypophyse. Sie anastomosiert über ihren Hauptast (Arteria trabecularis) mit der Arteria hypophysialis inferior

Die Adenohypophyse erhält ihr Blut v.a. über ein Portalgefäßsystem: Äste der Arteria hypophysialis superior treten in das Infundibulum ein und bilden ein Kapillarnetz. Im distalen Infundibulum bilden Anastomosen zwischen der Arteria trabecularis und der Arteria hypophysialis inferior ebenfalls Kapillarschlingen aus. Dieser Bereich wird als Eminentia mediana bezeichnet und gehört zu den zirkumventrikulären Organen, d.h. die Kapillaren besitzen ein fenestriertes Endothel und somit keine Blut-Hirn-Schranke.

Aus diesem ersten Kapillarnetz fließt das Blut in Portalvenen (Venae portales hypophysiales) zur Adenohypophyse. Dort verzweigen sich die Gefäße erneut und münden in sinusoidalen Kapillaren, die in engem Kontakt zu den Drüsenzellen stehen. Das Blut dieses zweiten Kapillarsystems sammelt sich in kleinen Venen, die in den Sinus cavernosus und Sinus intercavernosi münden.

Das hypophysäre Portalgefäßsystem bildet die Grundlage für die funktionelle Verknüpfung von Hypothalamus und Adenohypophyse. Kleinste Mengen hypothalamischer Hormone gelangen auf kürzestem Weg und in hoher Konzentration zu den Drüsenzellen der Adenohypophyse.

Die Pars nervosa der Neurohypophyse wird überwiegend aus der Arteria hypophysialis inferior und einzelnen Ästen der Arteria hypophysialis superior versorgt. Sie bilden hier ebenfalls einen dichten Kapillarplexus mit fenestriertem Endothel ohne Blut-Hirn-Schranke.

6 Histologie

6.1 Adenohypophyse

Die Adenohypophyse besteht aus epithelialen Zellen, die sich in Gruppen und Strängen anordnen. Dazwischen breitet sich kollagenes Bindegewebe aus, das weitlumige Kapillaren (Sinusoide) mit fenestriertem Endothel beinhaltet.

Die Epithelzellen lassen sich nach der Anfärbbarkeit des Zytoplasmas in azidophile, basophile und chromophobe Zellen unterteilen. Durch immunhistochemische Untersuchungen unterscheidet man weiterhin zwischen folgenden Zelltypen, die unterschiedliche Hormone produzieren:

- kortikotrope Zellen: basophil, bilden Derivate von POMC (Proopiomelanocortin), z.B. ACTH
- thyreotrope Zellen: basophil, synthetisieren Thyrotropin (TSH)
- gonadotrope Zellen: basophil, produzieren Follitropin (FSH) und Lutropin (LH)
- somatotrope Zellen: azidophil, bilden Somatotropin (STH)
- laktotrope Zellen: azidophil, bilden Prolaktin (PRL)

Zwischen den hormonproduzierenden Epithelzellgruppen liegen follikuläre Sternzellen, die mit ihren langen Fortsätzen Netzwerke über Zellkontakte ausbilden. Durch Sekretion von Signalmolekülen beeinflussen sie die Funktion der Epithelzellen.

Während sich der Großteil der hormonproduzierenden Zellen in der Pars distalis befindet, ist die Pars intermedia nur rudimentär ausgebildet. Hier befinden sich überwiegend kortikotrope Zellen, die verschiedene Derivate von POMC (z.B. α-MSH, β-, γ-Lipotropin und β-Endorphin) produzieren. Die genaue Wirkung dieser Hormone ist noch (2019) unklar.

Die Pars tuberalis ist vom Infundibulum der Neurohypophyse durch eine dünne Schicht aus Bindegewebe getrennt. Die hormonproduzierenden Zellen bilden FSH, LH und TSH, wobei die Funktion der meisten Zellen aktuell ebenfalls (2019) unbekannt ist.

6.2 Neurohypophyse

Die Neurohypophyse besteht zu über 70 % aus unmyelinisierten Axonen, deren Perikarya im Hypothalamus liegen. Neben Axonen, die zur Adenohypophyse verlaufen, finden sich Axone magnozellulärer Neurone des Nucleus supraopticus und des Nucleus paraventricularis, die zum Lobus nervosus ziehen (magnozelluläres neuroendokrines System).

Außerdem lassen sich in der Neurohypophyse spezielle Gliazellen (Pituizyten) nachweisen, die ca. 25 % des Volumens des Lobus nervosus ausmachen. Sie stehen untereinander über weit verzweigte Fortsätze mit Nexus in Verbindung.

Weiterhin finden sich im Lobus nervosus viele sinusoidale Kapillaren mit fenestriertem Endothel. Er gehört somit wie die Eminentia mediana zu den zirkumventrikulären Organen, denen eine Blut-Hirn-Schranke fehlt.

Die magnozellulären hypothalamischen Neurone bilden Oxytocin und ADH. Sie werden als Prohormon synthetisiert, aus dem ein Peptid abgespalten wird, das Neurophysin I bzw. II. Die Hormone werden an diese Neurophysine gebunden in sekretorische Vesikel verpackt und über einen axonalen Transport in den Lobus nervosus befördert. Größere Ansammlungen der Hormongranula lassen sich als sog. Herring-Körper nachweisen. Als Antwort auf neuronale Erregungen kommt es zur Ausschüttung der Hormone (Neurosekretion), die über die fenestrierten Endothelzellen in die Blutbahn gelangen.

7 Physiologie

7.1 Adenohypophyse

Die Adenohypophyse sezerniert pulsatil verschiedene Hormone und wird selbst durch Releasing- und Inhibiting-Hormone des Hypothalamus gesteuert. Diese werden über Axone der hypothalamischen Neurone in die Eminentia mediana des proximalen Infundibulums transportiert und dort gespeichert. Nach bestimmten neurogenen Stimuli können die hypothalamischen Steuerhormone freigesetzt und in die Kapillaren des Portalgefäßsystems abgegeben werden, sodass sie in hoher Konzentration zur Adenohypophyse gelangen.

Funktionell unterscheidet man zwischen glandotropen Steuerhormonen, die auf endokrine Organe wirken, und nichtglandotropen Effektorhormonen, die direkt auf Erfolgsorgane wirken:

- Glandotrope Hormone:
    - Thyreoideastimulierendes Hormon (TSH)
    - Adrenokorticotropes Hormon (ACTH)
    - Follikelstimulierendes Hormon (FSH)
    - Luteinisierendes Hormon (LH)
- Nichtglandotrope Hormone:
    - Somatotropes Hormon (STH)
    - Prolaktin
    - Melanozytenstimulierendes Hormon (MSH)

siehe auch: Hypothalamus-Hypophysen-Achse

7.2 Neurohypophyse

Die Neurohypophyse sezerniert zwei Hormone:

- Oxytocin: stimuliert Uteruskontraktionen und löst die Wehentätigkeit aus, postnatal bewirkt es eine Milchejektion aus der laktierenden Mamma durch Kontraktion von Myoepithelzellen; die Rolle beim Mann ist nicht endgültig geklärt.
- ADH: fördert in distalen Tubuli und in den Sammelrohren der Niere die Wassserrückresorption durch Einbau von Aquaporin 2 in die apikale Membran

Die Aktivität der magnozellulären neuroendokrinen Neurone des Hypothalamus wird durch humorale und neuronale Informationen gesteuert, z.B. durch die Osmolarität des Blutes oder durch Afferenzen aus dem limbischen System.

8 Krankheiten der Hypophyse

- Hormonmangel (Hypopituitarismus): Jeder hormonproduzierende Anteil der Hypophyse kann einzeln oder kombiniert ausfallen. Ist die gesamte Hypophyse ausgefallen, spricht man vom Panhypopituitarismus.
- Hormonüberschuss (Hyperpituitarismus): Jeder hormonproduzierende Anteil der Hypophyse kann einen gutartigen Tumor bilden, der einen Hormonüberschuss produzieren kann. In diesem Fall spricht man von einem Hypophysenadenom. Bei einer vermehrten Sekretion von Somatotropin entsteht z.B. das Krankheitsbild der Akromegalie.

9 Literatur

- Benninghoff, Drenckhahn: Anatomie Band 2, 16. Auflage 2004, Elsevier: Urban & Fischer

Tags: Drüse, Gehirn, Histologiepräparat

Fachgebiete: Zentralnervensystem

III. Pituitary gland:[3]

from ancient Greek: ὑπόφυσις ("hypóphysis") - "the lower plant"
Synonyms: hypophysis, pituitary gland
***German**: Hypophyse, Hirnanhangdrüse, Glandula pituitaria*

1 Definition

The **pituitary gland** is a hazelnut-sized hormone gland enclosed by taut connective tissue. It is connected to the hypothalamus via the infundibulum.

2 Anatomy

The pituitary gland is located at the skull base in the hypophyseal fossa (Latin: fossa hypophysialis). The respective bony structure of the sphenoid bone is called sella turcica ("Turkish seat"). Above, the hypophyseal fossa is delineated from the brain by the sellar diaphragm.

3 Classification

You can differentiate between the anterior pituitary (adenohypophysis) and the posterior pituitary, which also is called neurohypophysis. The anterior pituitary is connected to the median eminence via the so-called hypophyseal portal system.

[3] Vgl. https://flexikon.doccheck.com/en/pituitary_gland

4 Embryology

The pituitary gland derives from ectodermal tissue, which stems from two sources:

- The adenohypophysis derives from the ectoderm of the back of the throat. In the 4th week of development, an invagination is forming on the back of the throat, which settles close to the floor of the diencephalon (Rathke's pouch). Until the 5th week, the Rathke's pouch shifts and separates from its connection to the oral cavity.
- The neurohypophysis is a derivative of the neuroectoderm of the diencephalon. It stems from the neuroepithelium of the brain. The median eminence, the pituitary stalk and the nervous part are formed from the infundibulum, which also is an invagination of the diencephalon.

5 Physiology

The secretion of the anterior pituitary hormones is controlled by the releasinh and inhibiting hormones of the hypopthalamus. The posterior pituitary hormones actually come from he hypothalamus. They are bound to neurophysins and are transported to the posterior pituitary via axoplasmic transport. There, they are stored and released as needed by splitting off the neurophysins.

6 Hormones of the anterior pituitary

- Growth hormone (GH),
- Adrenocorticotropic hormone (ACTH)
- thyroid stimulating hormone (TSH)

- Lipotropin (LPH)
- Follicle-stimulating hormone (FSH)
- Luteinizing hormone (LH)
- Prolactin (PRL)
- Melanocyte-stimulating hormone (MSH)

7 Hormones of the posterior pituitary

- Oxytocin
- Antidiuretic hormone (ADH)

8 Pituitary disorders

- Deficiency disorders (hypopituitarism): Every hormone-producing part of the pituitary can have an individual or combined defect. When the complete pituitary is defect, this is called panhypopituitarism.
- Hormone excess: Every hormone-producing part of the pituitary can generate a benign tumor, which could produce a hormone excess (hyperpituitarism). Such a condition would be called pituitary adenoma. The increased secretion of growth hormone, for example, leads to the medical condition called acromegaly.

Tags: Brain, Gland

IV. Hypothalamus:[4]

von altgriechisch: ὑπό ("hypo") - unter; θάλαμος ("thalamós") - Zimmer, Kammer
Synonym: Thalamus ventralis
***Englisch**: Hypothalamus*

1 Definition

Der **Hypothalamus** ist ein lebenswichtiger Teil des Diencephalons (Zwischenhirns). Er dient als oberstes Regulationszentrum für alle vegetativen und endokrinen Vorgänge. Er steuert u.a. Atmung, Kreislauf, Körpertemperatur, Sexualverhalten sowie die Flüssigkeits- und Nahrungsaufnahme.

2 Anatomie

Der Hypothalamus ist direkt unterhalb des Thalamus gelegen. Er bildet den Boden und den unteren Teil der lateralen Wand des 3. Ventrikels. Lateral vom Hypothalamus befindet sich die Capsula interna, kaudal fusioniert er mit dem Tegmentum mesencephali.

Der Hypothalamus bildet an seiner Außenseite folgende markante Strukturen:

- Corpus mamillare
- Tuber cinereum
- Infundibulum mit Hypophysenhinterlappen
- Eminentia mediana

[4] Vgl. https://flexikon.doccheck.com/de/Hypothalamus

Wichtige Kerngebiete des Hypothalamus sind:

- Nucleus supraopticus (Produktion von ADH)
- Nucleus paraventricularis (Produktion von Oxytocin)
- Nucleus periventricularis
- Nucleus dorsomedialis
- Nucleus ventromedialis (Sättigungsgefühl)
- Nucleus arcuatus
- Nucleus suprachiasmaticus
- Area praeoptica
    - Nucleus praeopticus lateralis
    - Nucleus praeopticus medialis
    - Nucleus praeopticus medianus
    - Nucleus praeopticus periventricularis

3 Physiologie

Der Hypothalamus beeinflusst die Organe, in dem er verschiedene Hormone bildet:

- Steuerhormone: Sie gehören zu einem Regelkreis und werden je nach Wirkung, die sie auf den Hypophysenvorderlappen ausüben, unterteilt in
    - Releasing-Hormone. Dazu zählen die Hormone GnRH, GHRH, TRH und CRH.
    - Inhibiting-Hormone. Dazu zählen Somatostatin und Dopamin.
- Effektorhormone
    - Prohormone von ADH und Oxytocin

Der Hypothalamus ist afferent mit dem Hippocampus, dem Thalamus, dem Striatum, dem limbischen System und dem Rückenmark verbunden. Efferenzen besitzt er zum Thalamus, zur Formatio reticularis und innerhalb des Hypothalamus zur Neurohypophyse. Negative Rückkopplungsmechanismen steuern die Regulation bei der Hormonausschüttung.

V. Zentralnervensystem:[5]

(Weitergeleitet von ZNS)

Synonyme: ZNS, zentrales Nervensystem, Systema nervosum centrale
***Englisch**: CNS, Central Nervous System*

1 Definition

Als das **Zentralnervensystem**, kurz **ZNS**, des Menschen bezeichnet man die im Gehirn und Rückenmark gelegenen Nervenstrukturen, welche die zentrale Reizverarbeitung, d.h. die Integration und Koordination der aus der Peripherie einlaufenden sensorischen Reize vornehmen.

Zudem ist das ZNS Sitz der Auslösung der willkürlichen Motorik, die dem Menschen eine gezielte Reaktion auf die Umweltbedingungen ermöglicht, und der Ort des unbewussten und bewussten Denkens.

Vom ZNS topografisch abgegrenzt wird das periphere Nervensystem (PNS).

2 Hintergrund

Die Abgrenzung zwischen ZNS und PNS ist rein topografisch. Funktionell gesehen sind sie keine eigenständigen Systeme. Bei den motorischen Nerven liegen die Nervenzellen zum Beispiel mit ihren Zellkörpern im ZNS, während ihre Nervenzellfortsätze (Axone) sich im PNS befinden. Umgekehrt befinden sich

[5] Vgl. https://flexikon.doccheck.com/de/ZNS

bei sensiblen Nerven die Nervenzellkörper oft im PNS, während die Fortsätze in das ZNS ziehen.

3 Einteilung

Das Nervengewebe des ZNS wird aufgrund seines makroskopischen Aspekts im Organschnitt grob in zwei "Substanzen" unterteilt:

- weiße Substanz (Substantia alba) und
- graue Substanz (Substantia grisea)

Die graue Substanz liegt im Gehirn außen, im Rückenmark innen. Sie besteht vorwiegend aus den Zellkörpern (Somata) der Nervenzellen. Die weiße Substanz besteht dementsprechend überwiegend aus den Nervenzellfortsätzen (Axonen), also den zwischen den Nervenzellen verlaufenden Leitungsbahnen. In die weiße Substanz sind jedoch vereinzelt auch Ansammlungen von Nervenzellkörpern eingestreut, die so genannten "Kerne" oder "Kerngebiete".

siehe auch: Nervensystem

VI. Hypothalamus-Hypophysen-Achse:[6]

Synonym: parvozelluläres neuroendokrines System

1 Definition

Die **Hypothalamus-Hypophysen-Achse** ist ein endokriner Regulationsweg im ZNS, der durch das komplexe Zusammenspiel von Hypothalamus und Hypophyse die Aktivität zahlreicher endokriner Drüsen im gesamten Körper steuert.

2 Hintergrund

Die Adenohypophyse steuert mit ihren Hormonen die Funktion der meisten endokrinen Drüsen und wird selbst durch die pulsatile Ausschüttung von Releasing- und Inhibiting-Hormone des Hypothalamus gesteuert.

Weiterhin unterliegt die Sekretion der hypothalamischen und adenohypophysären Hormone Rückkopplungsmechanismen auf weiteren Ebenen:

- Hormone der Adenohypophyse wirken hemmend auf die Sekretion der vorgeschalteten hypothalamischen Neurone (kurze Rückkopplung) und hemmen ihre eigene Freisetzung (ultrakurze Rückkopplung).
- Die peripheren Hormone hemmen die Sekretion der hypothalamischen und adenohypophysären Hormone (lange Rückkopplung).

[6] Vgl. https://flexikon.doccheck.com/de/Hypothalamus-Hypophysen-Achse

3 Physiologie

Je nach Hormonsynthese unterscheidet man im Hypophysenvorderlappen kortikotrope, somatotrope, laktotrope, thyr eotrope und gonadotrope Zellen, die in die verschiedenen hormonellen Regelkreise involviert sind:

- Kortikotroper Regelkreis (Hypothalamus-Hypophysen-Nebennierenrinden-Achse)
- Somatotroper Regelkreis (Somatotrope Achse)
- Laktotroper Regelkreis (Laktotrope Achse)
- Thyreotroper Regelkreis (Hypothalamus-Hypophysen-Schilddrüsen-Achse)
- Gonadotroper Regelkreis (Hypothalamus-Hypophysen-Gonaden-Achse)

VII. Hirnanhangdrüse:[7]

Die **Hypophyse** ist die Hirnanhangsdrüse – die Schnittstelle zwischen dem endokrinen System und dem Nervensystem. In der Hypophyse werden fast alle wichtigen Hormone, die in der Körperperipherie vorkommen, zum Teil produziert und sezerniert, zum Teil auch nur gespeichert und dann abgegeben. Lesen Sie alles Wichtige über die Hypophyse: Funktion, Aufbau und Störungen, die bei einer Fehlfunktion auftreten können!

Was ist die Hypophyse?

Die Hypophyse (Hirnanhangsdrüse) ist eine wichtige Hormondrüse im Gehirn. Sie ist in zwei Bereiche geteilt:

- Adenohypophyse (Hypophysenvorderlappen, HVL): enthält Drüsengewebe (ist hormonaktiv); macht drei Viertel des Organs aus;
- Neurohypophyse (Hypophysenhinterlappen, HHL): enthält Nervengewebe (Nervenfasern und Neuroglia).

Zwischen Vorder- und Hinterlappen der Hypophyse befindet sich ein kleiner Zwischenlappen (Pars internedia).

Beide Bereiche – Adenohypophyse und Neurohypophyse – werden von verschiedenen Gefäßen versorgt, die in die Hypophyse eintreten und im Inneren ein Gefäßgeflecht bilden. Über ein Pfortadersystem fließt Blut aus dem Hypothalamus über den Hypophysenstiel (Infundibulum) zur Hypophyse.

---

[7] Vgl. https://www.netdoktor.de/anatomie/gehirn/hypophyse/

Welche Funktion hat die Hypophyse?

Die Hypophyse produziert und sezerniert verschiedene wichtige Hormone. Die Sekretion wird durch verschiedene Releasing- (Freigabe-) und Inhibiting- (Hemmungs-) Hormone des Hypothalamus gesteuert.

Im Hypophysenvorderlappen werden die folgenden Hypophysenhormone produziert und sezerniert:

- Somatotropin (STH): produziert in den Alpha-1-Zellen; als Wachstumshormon wichtig für das normale Längenwachstum;
- Corticotropin (ACTH): produziert in den basophilen beta-Zellen; regt die Nebennierenrinde zum Wachstum sowie zur Bildung und Sekretion von Glukokortikoiden an, über die ein indirekter Einfluss auf den Kohlenhydratstoffwechsel besteht
- Thyreotropin (TSH): ebenfalls produziert in den basophilen beta-Zellen; steuert die Funktion der Schilddrüse
- Lipotropin: wirkt lipolytisch (Fett-abbauend) und beeinflusst damit den Fettstoffwechsel
- Follikelstimulierendes Hormon (FSH): fördert zusammen mit dem Luteinisierenden Hormon (LH) bei der Frau die Follikelreifung beziehungsweise beim Mann die Spermienbildung (Spermatogenese) und die Entwicklung der Hodenkanälchen
- Prolaktin (PRL): wird ab der achten Schwangerschaftswoche gebildet wirkt und auf die Brustdrüse und die Milchproduktion

Im Hypophysenhinterlappen werden die folgenden Hormone gespeichert, die von den hypohysären Kernen des Hypothalamus gebildet werden:

- Oxytocin: bewirkt die Kontraktion der Gebärmuttermuskulatur bei der Geburt (Auslösung der Wehen) und der Muskelzellen der Brustdrüse (Anregung der Milchsekretion)
- Vasopressin oder Adiuretin (ADH): hemmt die Wasserausscheidung über die Nieren (antidiuretische Wirkung) und sorgt für eine Engstellung der Blutgefäße

Diese im Hypophysenhinterlappen gespeicherten Hormone werden von dort über den Pfortaderkreislauf in den Körperkreislauf weitergegeben.

Wo befindet sich die Hypophyse?

Die Hypophyse befindet sich in der Hypophysengrube, der Vertiefung des Türkensattels. Mit ihrem trichterförmigen Stiel hängt die Hypophyse am Boden des Zwischenhirns.

Welche Probleme kann die Hypophyse verursachen?

Eine Überfunktion der Alpha-1-Zellen im Hypophysenvorderlappen führt bei Jugendlichen, bei denen die Wachstumsfugen noch offen nicht, zu Riesenwuchs. Bei Erwachsenen kommt es zu einer Akromegalie – einer Vergrößerung von Nase, Kinn, Fingern und Zehen.

Eine gutartige Geschwulst des Hypophysenvorderlappens, ein Hypophysen-Adenom, ist die häufigste Erkrankung der Hypophyse.

Sie kann aus verschiedenen Zelltypen bestehen. Ist das Adenom hormonaktiv, produziert die Hypophyse übermäßig viel des Hormons, das die betreffenden Zellen bilden – mit entsprechend gesteigerter Hormonwirkung. Am häufigsten dabei ist das Prolaktinom, das übermäßig viel Prolaktin ausschüttet. Bei Frauen kommt es zu Milchfluss und Ausbleiben der Regel, bei Männern zu einem Androgenmangel und Unfruchtbarkeit.

Ein Hypophysen-Adenom kann aber auch hormonell inaktiv sein. Dann bemerkt man es erst durch seine Raumforderung und deren mögliche Auswirkungen. So wird durch die Vergrößerung der Hypophyse der Türkensattel ausgeweitet, was das direkt benachbarte Chiasma opticum (Sehnervenkreuzung) in der mittleren Schädelgrube beeinträchtigt. Direkte Folgen sind eine bitemporale Hemianopsie (das äußere Gesichtsfeld beider Augen ist eingeengt) und eine Abnahme des Sehvermögens, wenn der Nervus opticus (Sehnerv) durch das Wachstum und den Druck des Adenoms geschädigt wird.

Hypopituitarismus ist eine Unterfunktion des Hypophysenvorderlappens durch Entzündungen, Tumoren oder Medikamente. Als Folge wird die Ausschüttung von Wachstums-, Schilddrüsen- und Sexualhormonen vermindert oder fällt ganz aus. Dadurch sind das Wachstum, die körperliche Entwicklung, der Stoffwechsel und die Fruchtbarkeit gestört.

Bei einem Diabetes insipidus liegt ein Mangel am Hormon ADH vor, das im Hypophysenhinterlappen gespeichert wird. Der Wasserhaushalt des Körpers ist dann gestört. Symptome sind

Flüssigkeitsmangel durch verstärkte Harnproduktion und Harnausscheidung, ständiges Durstgefühl, trockene Haut und Schleimhäute, Verstopfung, Schlafstörungen, Gereiztheit sowie Krämpfe bis hin zum Zusammenbruch.

Über die Hypophyse wird auch die Nebennierenrinde gesteuert. Ist die Funktion der Hypophyse eingeschränkt, stellt die Nebennierenrinde ebenfalls weniger Hormone her.

Bei einer eingeschränkten **Hypophysen**-Funktion kommt es – wenn TSH und Somatotropin, die indirekt den Blutzuckerspiegel steigern, vermindert gebildet werden – zu einer Hypoglykämie (Unterzucker).

VIII. Hormonsteuerung:

Bildung, Speicherung und Abgabe von Hormonen

Hypophyse: Die Hirnanhangsdrüse steuert wichtige Hormone[8]

Die Hypophyse liegt unterhalb des Gehirns und übernimmt wichtige Funktionen im Hormonstoffwechsel. Eine Funktionsstörung der Hirnanhangsdrüse führt zu schwerwiegenden Erkrankungen und starken körperlichen Problemen.

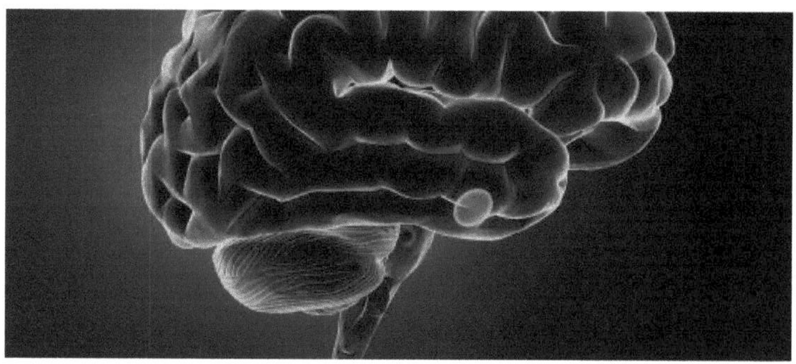

Die Hypophyse ist etwa erbsengroß und liegt unterhalb des Gehirns auf Höhe der Nase.

Die Hypophyse (Hirnanhangsdrüse) bildet eine wichtige Schnittstelle zwischen dem Gehirn und den Drüsen des Körpers. In einem Teil der Hypophyse werden zahlreiche wichtige Hormone gebildet, in einem anderen Teil der Hirnanhangsdrüse werden Hormone des Hypothalamus gespeichert und bei Bedarf freigegeben.

[8] Vgl. https://www.lifeline.de/medizinwissen/hormone/hypophyse-id174219.html

Anatomie: Lage und Aufbau der Hypophyse

Das griechische Wort Hypophysis bedeutet übersetzt "das unten anhängende Gewächs". Diese Übersetzung und das deutsche Wort Hirnanhangsdrüse erklären sich aus der anatomischen Lage der etwa kirschkerngroßen Drüse, die tropfenförmig auf Höhe der Nasenwurzel in einer Knochenmulde (dem Türkensattel, lateinisch Sella turcica) liegt. Durch die knöcherne Umgebung ist die Hirnanhangsdrüse gut geschützt.

Die Hypophyse besteht aus zwei Lappen (Hypophysenvorderlappen und Hypophysenhinterlappen), einem Verbindungsteil (Pars intermedia) und dem Hypophysenstiel. Dieser trichterförmige Stiel verbindet die Hypophyse mit dem Hypothalamus, einem unterhalb des Thalamus liegenden Teil am Boden des Zwischenhirns.

Der Hypophysenvorderlappen wird auch Adenohypophyse genannt, enthält Drüsengewebe und ist hormonaktiv. Die Adenohypophyse macht drei Viertel des Organs aus. Der Hypophysenhinterlappen enthält Nervengewebe und wird deshalb auch Neurohypophyse genannt. Beide Lappen sind miteinander und mit dem Hypothalamus verbunden, das Verbindungsteil sowie der Hypophysenstiel enthalten Blutgefäße und Fortsätze von Nervenzellen.

Hypophysenvorderlappen

Der Hypophysenvorderlappen ist eine typische Hormondrüse, in der lebenswichtige Hormone gebildet werden. Die Bildung und Freisetzung der Hypophysenvorderlappen-Hormone werden durch sogenannte Releasing- oder Inhibiting-Hormone des Hypothalamus reguliert.

Zusätzlich reagiert der Hypophysenvorderlappen auf Informationen von Rezeptoren, die melden, ob die Körperdrüsen ausreichend Hormone gebildet und in das Blut abgegeben haben. Sind dort genug Hormone vorhanden, beendet oder reduziert der Hypophysenvorderlappen die Hormonproduktion. Fehlen dagegen Hormone, wird die Produktion im Hypophysenvorderlappen angekurbelt.

Hypophysenhinterlappen

Der Hypophysenhinterlappen wird auch als Neurohypophyse bezeichnet, weil er aus Nervenfasern und Nervenenden besteht, deren Zellkerne sich im Hypothalamus befinden. Der Hypophysenhinterlappen ist also ein Teil des Gehirns, eine Ausstülpung des Zwischenhirns. Im Hypothalamus produzierte Hormone gelangen über Nervenfasern in den Hypophysenhinterlappen, werden dort gespeichert und bei Bedarf freigesetzt.

Funktion der Hypophyse: Steuerung von Hormonen

Die Hypophyse steuert die Funktion der meisten Drüsen, die ihre Sekretionsprodukte in den Blutkreislauf abgeben. Deshalb wird sie häufig als Hauptdrüse bezeichnet. Die Arbeit der Hypophyse selbst wird allerdings weitgehend vom Hypothalamus bestimmt, der direkt oberhalb der Hypophyse liegt. Hypothalamus und Hypophyse erkennen die Spiegel der Hormone, die in den Zieldrüsen (von der

Hypophyse gesteuerte Drüsen) produziert werden und bestimmen, wie stark diese Zieldrüsen zur Hormonproduktion angeregt werden müssen.

Hormone des Hypophysenvorderlappens

Im Hypophysenvorderlappen werden viele Hormone produziert, die unterschiedliche Organe beeinflussen:

- **Muskeln und Knochen:** Das Wachstumshormon reguliert das Wachstum sowie die körperliche Entwicklung und bestimmt den Körperbau, indem es Muskelbildung und Fettabbau steuert.
- **Schilddrüse:** Das Thyreoidea-stimulierende Hormon (TSH) regt die Schilddrüse zur Produktion von Schilddrüsenhormon an.
- **Nebennieren:** Das adrenokortikotrope Hormon (ACTH) wird auch als Corticotropin bezeichnet und regt die Nebennieren zur Bildung von Kortison, Aldosteron und Androgenen an.
- **Eierstöcke oder Hoden:** Das follikelstimulierende Hormon (FSH) sowie das luteinisierende Hormon (LH) regen in den Hoden die Spermienbildung und in den Eierstöcken die Follikelbildung und somit den Eisprung an. Außerdem sind sie für die Produktion von Sexualhormonen (Testosteron und Östrogen) in den Fortpflanzungsorganen zuständig.
- **Brustdrüsen:** Prolaktin regt die Brustdrüsen der Frau zur Milchbildung an. Außerdem unterdrückt es den Eisprung.

Daneben produziert der Hypophysenvorderlappen unter anderem das beta-melanozytenstimulierende Hormon, welches die Dunkelfärbung der Haut verursacht sowie Hormone, die das

Schmerzempfinden hemmen (Enkephaline und Endorphine) und die Funktion von Gehirn und Immunsystem unterstützen (Endorphine).

Hormone des Hypophysenhinterlappens

Die Hypophysenhinterlappen-Hormone werden im Hypothalamus gebildet und in der Hirnanhangsdrüse gespeichert sowie von dort bei Bedarf freigesetzt:

- **Gebärmutter und Brustdrüsen:** Oxytocin bewirkt die Kontraktion der Gebärmuttermuskulatur. Bei der Geburt löst es so die Wehen aus, unmittelbar nach der Geburt verhindert es starke Blutungen. Zudem regt es in den Brustdrüsen die Milchsekretion an, indem es Kontraktionen der Milchgänge auslöst und somit die Milch zur Brustwarze der stillenden Frau transportiert werden kann.
- **Nieren:** Vasopressin, auch Adiuretin (ADH) genannt, hemmt die Wasserausscheidung über die Nieren und verengt die Blutgefäße. Die Regulation der Wassermenge, die durch die Nieren ausgeschieden wird, bestimmt den Wasserhaushalt des Körpers und beeinflusst den Blutdruck.

Funktionsstörung der Hypophyse meist durch Tumoren

Die von der Hypophyse gebildeten oder freigesetzten Hormone beeinflussen die Gesundheit entscheidend. Eine Störung der Hypophyse führt dazu, dass zu große oder zu kleine Mengen bestimmter Hormone im Körper vorhanden sind, was zu einer Vielzahl an möglichen Symptomen mit unterschiedlichen Einflüssen auf Lebenserwartung und Lebensqualität führt.

Der häufigste Grund für Fehlfunktionen der Hirnanhangsdrüse sind Tumoren. Geschwulste der Hypophyse sind relativ selten, von 100.000 Menschen erkranken etwa eine bis vier Personen pro Jahr an einem Hypophysentumor. Der überwiegende Teil davon geht vom Hypophysenvorderlappen aus.

Da somit der Tumor von hormonproduzierendem Drüsengewebe ausgeht, spricht man in diesen Fällen auch von Hypophysenadenomen. Ein solches Mikroadenom an der Hypophyse sorgt dafür, dass im veränderten Drüsengewebe mehr oder weniger Hormone gebildet werden. Man unterscheidet deshalb bei der Einteilung der Hypophysenadenome hormonaktive von hormoninaktive Tumoren.

Die hormonaktiven machen mit knapp 70 Prozent den Großteil der Hypophysentumoren aus. Je nachdem welches Hormon das Adenom freisetzt, entwickeln sich unterschiedliche Krankheitsbilder.

Hormoninaktive Tumoren rufen keine Hormonwirkung im Körper hervor, können aber trotzdem zu ausgeprägten Krankheitserscheinungen führen. Dies passiert vor allem dadurch, dass der Tumor durch sein Wachstum Druck auf angrenzendes Gewebe ausübt und dadurch wichtige Strukturen schädigt. So kann die Vergrößerung der Hypophyse die direkt benachbarte Sehnervenkreuzung (Chiasma opticum) beeinträchtigen und zu Gesichtsfeldeinschränkungen und einer Abnahme des Sehvermögens führen.

Andere, noch seltenere Gründe für eine Fehlfunktion der Hypophyse sind Entzündungen des Gehirnes (Enzephalitis) oder der Hirnhäute (Meningitis), Unfälle, Bestrahlungen, Durchblutungsstörungen oder Operationen. Dabei können Hypothalamus oder Hirnanhangsdrüse so geschädigt werden, dass sie nicht mehr ausreichend Hormone bilden.

Störung der Hypophyse: Symptome und Erkrankungen

1. Erkrankungen, die aus einer Überproduktion von Hypophysen-Hormonen entstehen können:

- Zu viele Wachstumshormone führen bei Jugendlichen mit offenen Wachstumsfugen zu Riesenwuchs. Bei Erwachsenen kommt es zu einer Akromegalie, einer Vergrößerung von Händen, Füßen und Kopf mit vergröberten Gesichtszügen. Auch im Körperinneren nehmen die Organe an Größe zu.
- Zu viel Prolaktin führt zu Galaktorrhö (Ausscheidung von Brustmilch bei Männern oder Frauen, die nicht stillen). Bei Frauen setzt die Regelblutung aus und sie leiden unter sexueller Unlust, bei Männern kommt es ebenfalls zu Libido- und Potenzverlust (erektile Dysfunktion), außerdem kann die Zeugungsfähigkeit herabgesetzt sein.
- Zu viel ACTH kann zu Morbus Cushing (Überfunktion der Nebennierenrinde) mit Gewichtszunahme, Bluthochdruck und psychischen Beschwerden führen.
- Zu viel TSH erzeugt eine Schilddrüsenüberfunktion (Hyperthyreoidismus) mit Herzrasen, Schwitzen, Durchfall und Gewichtsverlust.

2. Erkrankungen, die aus einer Unterproduktion von Hypophysen-Hormonen entstehen können:

Erzeugt der Hypophysenvorderlappen zu wenig Hormone, spricht man von Hypophysenvorderlappenschwäche oder -insuffizienz. Meist fallen die Hormone in einer typischen Reihenfolge aus. Zunächst fehlt das Wachstumshormon, danach das follikelstimulierende und das luteinisierende Hormon (FSH und LH).

Dann reduzieren sich das schilddrüsenstimulierende Hormon (TSH), das nebennierenrindenstimulierende Hormon (ACTH) und das melanozytenstimulierende Hormon (MSH). Als letztes versagt die Prolaktin-Produktion. Es kann jedoch auch jedes Hormon einzeln ausfallen.

- Zu wenig ADH führt zum zentralen Diabetes insipidus. Betroffene sind nicht mehr in der Lage, Wasser im Körper zurückzubehalten und scheiden pro Tag mehrere Liter Urin (manchmal bis zu 20 Liter) aus. Der Wasserhaushalt des Körpers ist dadurch erheblich gestört und es kommt zu ständigem Durstgefühl, trockener Haut und Schleimhäuten, Verstopfung, Schlafstörungen, Gereiztheit sowie Krämpfen.
- Zu wenig Wachstumshormon bedingt bei Kindern, dass sie nicht richtig wachsen und klein bleiben (hypophysärer Zwergwuchs). Intelligenz der Kinder und die Körperproportionen sind normal. Bei Erwachsenen wird vermehrt Fett im Bauchbereich eingelagert und die Muskelmasse nimmt ab. Durch den

gestörten Fettstoffwechsel steigt das Risiko für eine Gefäßverkalkung (Arteriosklerose).

- Zu wenig FSH und LH lässt bei Frauen die Regelblutung ausbleiben. Männer haben Potenzstörungen, beide Geschlechter leiden unter sexueller Unlust und verlieren im Achsel- und Schambereich die Behaarung.
- Zu wenig TSH führt zur Schilddrüsenunterfunktion (Hypothyreose). Betroffene sind müde und lustlos, nehmen Gewicht ab, frieren ständig, haben eine raue, heisere Stimme, brüchiges Haar, Verstopfung und möglicherweise Depressionen.
- Zu wenig ACTH ist der Grund für einen gestörten Zuckerstoffwechsel und Probleme im Salz- und Wasserhaushalt. Folgen sind Unterzucker, erniedrigter Blutdruck und Antriebsarmut.
- Zu wenig Prolaktin lässt bei stillenden Frauen den Milchfluss versiegen.
- Zu wenig MSH führt zu Hautblässe.

IX. Glandula pituitaria:

Die Hypophyse oder Hirnanhangsdrüse[9]

Die "Glandula pituitaria"

Der deutsche Name der **Hypophyse**, die auch *Glandula pituitaria* heißt, ist **Hirnanhangsdrüse**. Diese Drüse steht im engen Zusammenhang mit den Energiesystemen der zwei obersten Hauptchakren. Diese sind das Stirnchakra oder das dritte Auge und das Kronenchakra.

Diese ungefähr Haselnuss-große Hormondrüse liegt im sogenannten Türkensattel, in der mittleren Schädelgrube unseres Gehirns. Sie ist mit einem Stiel, dem sogenannten Hypophysenstiel, mit dem Hypothalamus verbunden. Letzterer regelt neben wichtiger Aufgaben im zentralen Nervensystem die vegetativen Funktionen des Körpers. Mit dem Hypothalamus arbeitet die Hypophyse eng zusammen. Sie besitzt eine zentrale Rolle bei der Steuerung unseres **Hormonsystems** im Körper. Dabei werden das Wachstum, die Fortpflanzung und der Stoffwechsel reguliert.

Die Hypophyse ist aus zwei Teilen zusammengesetzt, welche sich sowohl hinsichtlich des Aufbaus als auch der Funktion voneinander unterscheiden. Diese sind zum einen der **Hypophysenvorderlappen**, abgekürzt HVL, der auch *Adenohypophyse* genannt wird. Der andere Teil ist der **Hypophysenhinterlappen**, HHL, welcher auch als *Neurohypophyse* bezeichnet wird. Diese beiden Strukturen

[9] Vgl. https://spirituell-leben.org/hypophyse-hirnanhangsdruese/

werden durch den sogenannten Zwischenlappen voneinander getrennt.

Der Hypophysenvorderlappen, HVL

Der Hypophysenvorderlappen produziert einerseits Hormone, welche direkt auf ihre Zielzellen einwirken. Andererseits produziert er solche Hormone, die auf untergeordnete Hormondrüsen Einfluss nehmen.

Die Hormone des HVL

Die Hormone, welche direkt auf ihre Zielzellen einwirken, sind das STH, das PRL und das MSH.
Das STH ist das Somatotrope Hormon oder Somatotropin. Die Aufgabe des STH ist die Anregung unseres Körperwachstums.
Das PRL ist das Prolaktin , was auch als laktotropes Hormon oder, abgekürzt, LTH bezeichnet wird. PRL wirkt bei Frauen anregend auf das Wachstum der Brustdrüsen und ist auch an der Milchproduktion beteiligt.
Das MSH schließlich wird melanozytenstimulierendes Hormon oder Melanotropin genannt.
MSH stimuliert die pigmentbildenden Zellen, die Melanozyten in der Haut, in den Haaren und in der Iris des Auges.

Die Hormone, welche auf untergeordnete Hormondrüsen Einfluss nehmen, sind ACTH, TSH, FSH und LH.
Das ACTH ist das Adrenokortikotrope Hormon oder das Kortikotropin. Dieses Hormon beeinflusst die Nebennierenrinde und dort vor allem die Bildung der Glukokortikoide. Ein Beispiel hierfür ist

das Steroidhormon Cortisol. Eine Überfunktion von ACTH führt zum klinischen Bild des Morbus Cushing. Eine Unterfunktion von ACTH hat dagegen einen Mangel an Glokokortikoiden und im fortgeschrittenen Stadium auch eine Nebennierenrindenunterfunktion zur Folge.
Das TSH wird Thyroidea stimulierende Hormon, thyreotropes Hormon oder Thyreotropin genannt. Es wirkt anregend auf die Schilddrüsenfunktion.
Das FSH ist das Follikelstimulierende Hormon. Es steuert die Reifung der Follikel in den Eierstöcken der Frauen. Bei den Männern stimuliert es die Ausreifung der Hodenkanälchen und die Spermienentwicklung.
LH, das Luteinisierende Hormon, regt bei den Frauen die Follikelreifung an. Ebenso den Eisprung und den Umbau des Graaf-Follikels in den Gelbkörper. Bei den Männern stimuliert es die Testosteronproduktion und das Wachstum der Leydig-Zwischenzellen im Hoden.

Der Hypophysenhinterlappen, HHL

Im Hypophysenhinterlappen werden keine Hormone gebildet. Es werden jedoch die vom Hypothalamus gebildeten Hormone, **Oxytozin** und **Adiuretin** gespeichert und bei Bedarf an das Blut abgegeben.
Oxytozin veranlasst einerseits während des Geburtsvorganges die Gebärmutter zur Kontraktion. Andererseits regt es die Brustdrüsen zur Milchausschüttung an.
Adiuretin wird auch antidiuretisches Hormon, Vasopressin oder ADH

genannt. Dieses Hormon stimuliert die Wasserrückresorption in den Nierenkanälchen. Darüber hinaus wirkt es auf die Arterien gefäßverengend.

Beim gesunden Menschen erfolgt die Regulation des Hormonhaushaltes durch komplexe Regelkreise, wobei der Hypothalamus die Aufgabe des Reglers innehat.

Krankheiten der Hypophyse

Die HVL-Insuffizienz

Bei der **Insuffizienz** des Hypophysenvorderlappens ist dessen Aktivität vermindert. Dafür kann es vielfältige Ursachen geben, wie zum Beispiel Gehirnblutungen, Thrombosen, Tumore, Entzündungen oder Autoantikörper. Wenn Kinder oder Jugendliche betroffen sind, kann man oft gar keine Ursache für die Erkrankung finden. Je nachdem, welche Hormone betroffen sind, kann dies verschiedene Krankheitsbilder zur Folge haben, die weiter unten erläutert werden.

Hypophysärer Minderwuchs und Riesenwuchs

Zu einem Minderwuchs mit einer Körpergröße von ca. 140 cm kommt es durch den Ausfall des Wachstumshormons STH. Wird bei einem Patienten, dessen Längenwachstum noch nicht abgeschlossen ist, vermehrt STH produziert, so kommt es zum Riesenwuchs. Hier übersteigt die Körpergröße des Patienten 2 Meter. Diese Überfunktion wird häufig durch einen gutartigen Tumor des HVL, ein sogenanntes Adenom, verursacht.

Die Akromegalie

Dies ist ein Krankheitsbild, welches bei einer Überproduktion von STH auftritt, wenn beim Patienten das Längenwachstum bereits abgeschlossen ist. In diesem Fall sind die Wachstumsfugen der Röhrenknochen bereits geschlossen. Bei der Akromegalie kommt es zu einer Vergrößerung von Händen, Füßen, Kopf, Jochbein, Unterkiefer, Lippen und Nase. Auch kann es zu einer Vergrößerung innerer Organe oder einer Verdickung der Haut kommen. Durch die Vergrößerung des Kehlkopfes kann der Patient eine tiefe oder raue Stimme bekommen. In manchen Fällen kommt es zu einem Diabetes mellitus oder zum Blutdruckanstieg. Folge dieser Erkrankung kann auch eine Amenorrhoe, also das Ausbleiben der Monatsblutung, oder ein Libidoverlust sein. Wird die Akromegalie durch einen Tumor verursacht, so kann es auch zu Kopfschmerzen und Sehstörungen kommen.

Morbus Cushing

Das sogenannte zentrale Cushing- Syndrom oder Morbus Cushing wird meist durch ein ACTH- produzierendes Hypophysenadenom verursacht. Dieses führt zu einem Überangebot an Glukokortikoiden. Daneben gibt es auch noch weitere Formen des Cushing-Syndroms, wobei diese nicht durch eine Fehlfunktion der Hypophyse verursacht werden.
Die Patienten leiden anfangs unter einer schnellen Gewichtszunahme, wobei es zu vermehrtem Fettansatz im Gesicht, am Nacken und am Körperstamm kommt. Bei Frauen kann es zu einem Hirsutismus, einer Behaarung nach männlichem Typus, und

zum Ausbleiben der Regelblutung kommen. Bei Männern treten häufig Potenzstörungen auf, bei Kindern kann es zu Wachstumshemmungen kommen.
Weitere Symptome dieser Erkrankung sind blaurote Streifen auf der Haut, Bluthochdruck, Diabetes mellitus, Osteoporose, Muskel- und Hautatrophie, ein erhöhter Augeninnendruck, Infektabwehrschwäche, psychische Labilität, Akne, Müdigkeit und Leistungsminderung.

Diabetes insipidus

Dies ist eine Krankheit welche auftritt, wenn der Hypophysenhinterlappen zu wenig Adiuretin ins Blut abgibt. Sie unterscheidet sich jedoch grundlegend vom Diabetes mellitus, welcher bei relativem oder absolutem Insulinmangel entsteht. Der Diabetes insipidus wird auch Wasserharnruhr genannt. Er kann nach einer Enzephalitis, einer Entzündung des Gehirns, nach Schädeltraumata oder als Erbleiden auftreten. Auch kann er bei Hirntumoren oder nach Gehirnoperationen entstehen. Schließlich gibt es auch Fälle von Diabetes insipidus ohne bekannte Ursache, wobei ein Autoimmunprozess vermutet wird.
Bei diesem Krankheitsbild sind die Nieren aufgrund des ADH-Mangels nicht in der Lage, ausreichend Wasser zurückzuholen und scheiden Harnmengen bis zu 20 Litern pro Tag aus. Diese Menschen leiden daher unter großem Durstgefühl.

Prolaktinom

Ein Prolaktinom ist eine Erkrankung, welche durch ein Adenom des Hypophysenvorderlappens entsteht. Dabei wird vermehrt Prolaktin produziert. Dadurch kommt es bei den betroffenen Frauen zu vermehrtem Milchfluss und stärkerem Brustwachstum. Bei Männern können Libido- und Potenzstörungen auftreten. Wenn der Tumor auf die Sehnervenkreuzung drückt, kann es zu Sehstörungen und Kopfschmerzen kommen.

Schädigende Einflüsse auf die Hypophyse

Wie oben beschrieben, können Fehlfunktionen der Hypophyse zahlreiche gesundheitliche Probleme hervorrufen. Unser Körpersystem kann sich im gesunden Zustand auf perfekte Weise selbst regulieren. Allerdings reagiert es auf die Zufuhr von Giften, aber auch auf Stress, negative Gefühle und Gedanken und kann so in seiner natürlichen Funktion beeinträchtigt werden. In der Hypophyse kann sich besonders das Quecksilber anreichern und dadurch Stoffwechselstörungen verursachen. Auch Palladium, welches in vielen Zahnlegierungen enthalten ist, soll eine schädigende Wirkung auf diese Drüse haben.

Aktivierung der Hypophysenfunktion

Da die Funktion dieser Drüse durch Quecksilber stark beeinträchtigt werden kann, sollte man darauf achten, nicht zu viel Seefisch und Meeresfrüchte zu verzehren. Auch auf Aluminium sollte weitgehend verzichtet werden.
Weitere Substanzen, die die Hypophysenfunktion schwächen

können sind Koffein, Alkohol, Pestizide und Tabak. Ratsam ist eine Entgiftung des Körpers mittels Klinoptilith-Zeolith oder grüner Heilerde. Elektrosmog sollte auch weitgehend vermieden werden. Auch Leber- und Darmreinigungen, Fastenkuren, das Trinken von viel Quellwasser, Yoga und Meditationen sind sehr hilfreich. Maßnahmen zur Öffnung oder Beseitigung von Blockaden der beiden obersten Hauptchakren können hier auch unterstützend wirken.

X. Hypophysenstimulation:[10]

Die Hypophyse, auch Hirnanhangdrüse genannt, ist einer der wichtigsten Teile deines Körpers, da sie viele deiner Hormone produziert. Wenn sie richtig funktioniert, fühlst du dich besser und hast mehr Energie. Um zu sehen, wie es um die Gesundheit deiner Hypophyse steht, musst du einen Termin bei deinem Arzt machen. Wenn die Drüse etwas Unterstützung braucht, schlägt er dir vielleicht eine Hormontherapie oder auch einfach nur Veränderungen an deiner Ernährung vor.

Teil1

Medizinische Unterstützung bekommen

1

Sprich mit deinem Arzt. Wenn du vermutest, dass es ein Problem mit deiner Hypophyse gibt, solltest du als Erstes zum Arzt gehen. Du kannst zuerst zu deinem Hausarzt gehen oder direkt zu einem Endokrinologen, also einem Arzt, der sich auf das endokrine System spezialisiert, das Hormone produziert. Der Arzt wird wahrscheinlich als Erstes mit einem Bluttest die Ergebnisse deiner Hypophyse messen.[1]

- Nach dem Erstgespräch schlägt dir dein Arzt vielleicht tiefgehendere diagnostische Tests vor, z. B. eine Kernspintomographie (MRT).

[10] Vgl. https://de.wikihow.com/Die-Hypophyse-stimulieren

2

Behandle zugrundeliegende Erkrankungen. Es kann sein, dass deine Hypophyse aufgrund einer umfassenderen Krankheit eine Fehlfunktion aufweist. Während der Untersuchung wird dein Arzt diese Möglichkeit vermutlich in Betracht ziehen. Das Cushing-Syndrom wird beispielsweise durch das Wachstum eines Tumors an der Drüse hervorgerufen. Der Tumor sorgt dann dafür, dass die Hormonproduktion aus dem Gleichgewicht gerät, und dies ist ohne eine ärztliche Behandlung kaum zu korrigieren.[2]

3

Mache eine Hormonersatztherapie. Da die Hypophyse die Produktion von Hormonen in allen endokrinen Drüsen steuert, wird dein Arzt zuerst bestimmen, welche Hormone nicht innerhalb des Normbereichs liegen. Dann wird er dir ein Medikament verschreiben, um dieses Hormonungleichgewicht zu beheben. Das Medikament kann in Tablettenform, flüssig, als Spritze, Pflaster oder Gel verabreicht werden.[3]

- Thyroxin ist beispielsweise eine Tablette, die du täglich einnehmen musst, die bei einem Ungleichgewicht des Hormons TSH (Thyroid Stimulating Hormon) verabreicht wird.
- Sei dir darüber bewusst, dass du diese Hormonersatztherapie normalerweise dein Leben lang beibehalten musst, wenn du einmal damit angefangen hast.[4]

4

Stimme einer Entfernung des Tumors zu. Wenn dein Arzt glaubt, dass sich an oder in der Nähe der Hypophyse ein Tumor befindet, dann wird er seine Diagnose mithilfe von Scans und Bluttests verifizieren. Er wird mit einem Endokrinologen und vielleicht einem Ophtalmologen (Augenarzt) zusammenarbeiten, um einen Operationsplan festzulegen. Dann wird ein Chirurg einen kleinen Einschnitt in deiner Nase machen, um den Tumor zu entfernen. Wenn die OP erfolgreich ist, sollte sich deine Drüse wieder vollkommen erholen.[5]

- Die meisten Tumore an der Hypophyse sind nicht lebensbedrohlich, wenn sie richtig behandelt werden. Allerdings können sie dein System stören, indem Druck auf die Drüse ausgeübt wird oder indem sie selbst Hormone ausschütten.

5

Stimme einer Strahlentherapie zu. Um Rückstände des Tumors nach der OP zu beseitigen oder wenn eine OP keine Option ist, kann es sein, dass dein Arzt dir eine Behandlung mit Strahlung vorschlägt. Die Idee hierbei ist, dass die Strahlung den Tumor mit der Zeit auflöst. Nachdem die Behandlung abgeschlossen ist, brauchst du wahrscheinlich eine Hormonersatztherapie.[6]

6

Gehe zu regelmäßigen Kontrolluntersuchungen. Mit oder ohne OP und ungeachtet dessen, ob du einen Tumor hast oder nicht, wird dein Arzt nach der Diagnose wahrscheinlich alle paar Monate die Ergebnisse deiner Bluttests im Auge behalten wollen. Außerdem kann es sein, dass er weitere Untersuchungen anordnet, beispielsweise eine Röntgen- oder eine Augenuntersuchung. Wenn du dich an diese Untersuchungen hältst, kann dies die Wahrscheinlichkeit einer erfolgreichen Behandlung deutlich verbessern.[7]

- Eine regelmäßige Überwachung ist sogar noch wichtiger, wenn du eine Erkrankung der Hirnanhangdrüse hast und eine Schwangerschaft planst.

7

Vermeide nicht erwiesene medizinische Vorschläge oder Behandlungen. Wenn du nach Möglichkeiten suchst, die Funktion deiner Hypophyse zu verändern, werden dir wahrscheinlich eine Reihe pseudo-wissenschaftlicher Informationen begegnen. Bevor du Zeit und Mühe in das Vornehmen von Veränderungen steckst, verifiziere, dass die Informationen, die du liest oder die du befolgst, aus anerkannten, medizinischen Studien stammen und nicht einfach nur persönliche Meinungen sind.

- Manche Leute behaupten beispielsweise vielleicht, dass sie entdeckt haben, wie man eine Hypophyse "entkalkt", auch wenn das nie medizinisch nachgewiesen wurde. Sei dennoch offen dafür, dass es auch neben der klassischen Schulmedizin gute Möglichkeiten geben kann.

8

Unternimm keine Schritte. Denke daran, dass es nicht immer gut ist, deinen derzeitigen Hormonspiegel zu verändern. Das Stimulieren deiner Hypophyse kann also tatsächlich eine Fehlvorstellung sein, wenn du es wörtlich nimmst. Deine Hypophyse soll die richtigen Hormone in genau der richtigen Menge ausschütten, nicht mehr und nicht weniger. Sprich mit deinem Arzt, bevor du eine hormonelle Einstellung angehst, egal wie geringfügig sie auch ist.

Teil2

Veränderungen an der Ernährung vornehmen

1

Senke den Zuckerkonsum. Um das Gleichgewicht deiner Drüse herzustellen, streiche zuckerhaltige Speisen aus deinem Speiseplan. Wähle frisches, natürliches Obst und Gemüse anstelle von verarbeiteten Nahrungsmitteln. Lies aufmerksam die Etiketten und achte auf versteckten Zucker mit ungewöhnlichen Namen wie beispielsweise Maissirup (der oftmals mit dem englischen Begriff "corn fructose" oder ähnlich verzeichnet ist). Die Hypophyse reguliert die Produktion des Wachstumshormons (HGH, Human Growth Hormone). Zu viel Zucker und raffinierte Kohlenhydrate heben den Insulinspiegel hoch genug an, so dass die Produktion von HGH beeinträchtigt und eine Entzündung im Nervensystem verursacht wird.[8]

- Achte auf Nahrungsmittel mit verstecktem Zucker wie Joghurt, Müsli, Müsliriegel und aromatisierte Getränke.
- Suche nach Möglichkeiten für gesunde Alternativen. Statt Limonade zu trinken, wähle bspw. lieber Wasser mit einer Scheibe Zitrone.

2

Steigere wenn nötig deine Eiweißzufuhr. Dein Eiweißkonsum sollte 10 bis 35 % deiner täglichen Kalorien ausmachen. Berechne deine Zufuhr und bestimme, ob du mehr mageres Rindfleisch, Nüsse, Eier und Fisch essen musst oder nicht. Dein Körper wird das Steak zum Abendessen in Aminosäuren aufschlüsseln, welche deine Hypophyse dann als Treibstoff für die Hormonproduktion nutzen kann. Wie alle vorgeschlagenen Änderungen an der Ernährung solltest du dies mit deinem Arzt besprechen.[9]

- Das Essen von mehr Eiweiß kann für Menschen mit einem Nierenleiden problematisch sein. Gehe zuerst zum Arzt, um seine Freigabe dafür einzuholen, wenn du eine Nierenerkrankung hast.

3

Iss vor dem Schlafengehen keine großen Mahlzeiten. Deine Hypophyse schaltet auf einen hohen Gang, während du schläfst, und setzt hohe Mengen an nützlichen Hormonen frei. Wenn du schwere Mahlzeiten, vor allem kohlenhydratreiche, zwei Stunden vor dem Schlafengehen vermeidest, kann dies deinen Insulinspiegel stabil halten. Wenn du diese Vorschläge befolgst, kann sich deine Drüse darauf konzentrieren, ihren Job zu erledigen.[10]

- Kleine Snacks vor dem Schlafengehen können bei manchen Menschen helfen, die Hormone auszugleichen.[11]

4

Achte auf mehr Vitamin D, E und A. Du kannst ein Multivitaminpräparat kaufen, das diese und noch weitere enthält. Besser ist es allerdings, mehr vitaminreiche Speisen in deinen Speiseplan aufzunehmen, beispielsweise Lachs oder Paprika. All diese Vitamine tragen dazu bei, die Hormonproduktion zu stimulieren, indem sie freie Radikale und schädliche Chemikalien aus deinen Drüsen eliminieren.[12]

- Um Vitamin D zu bekommen, iss Nahrungsmittel wie Thunfisch und Müsli mit Weizen. Für mehr Vitamin E solltest du Spinat und Mandeln essen und für Vitamin A Karotten und grünes Blattgemüse.

5

Nimm mehr Mangan zu dir. Speisen wie Hülsenfrüchte und Blattgrün stellen sofort Mangan bereit, das dein Körper verwenden kann. Einige dieser Mineralien gehen in deine Knochen, aber deine Hypophyse speichert auch etwas davon. Wenn du manganreiche Speisen isst, kann dies deine Hypophyse auf dem richtigen Level halten und sie mit ausreichend antioxidativen Vorteilen versorgen.[13]

6

Versuche es mit Kräutern. Mariendistel oder Beifuß können in Tees oder andere Getränke gemischt werden. Ginseng und Alfalfa wurden ebenfalls in Verbindung mit der Verbesserung der Hypophyse genannt. Vielleicht kannst du diese in Tablettenform einnehmen. Sprich immer zuerst mit deinem Arzt, bevor du damit anfängst, vor allem wenn du verschreibungspflichtige Medikamente nimmst.

Teil3

Veränderungen am Lebensstil vornehmen

1

Entspanne dich. Wenn du gestresst bist, produziert dein Körper Cortisol. Zu viel Cortisol kann dein gesamtes Hormonsystem aus dem Gleichgewicht werfen und deine Hypophyse und die Nebennieren beeinträchtigen. Nimm ein Schaumbad. Lies ein gutes Buch. Verbringe Zeit mit Freunden und Familie. Mache einen Yoga-Kurs. Tu, was immer es braucht, um deinen Stress in Schach zu halten.

2

Schlafe ausreichend. Da deine Hypophyse ihren Höhepunkt in Bezug auf die Hormonproduktion in der Nacht erreicht, ist es wichtig, dass du ihr ausreichend Zeit lässt, ihre Arbeit zu verrichten. Vermeide den Konsum von Koffein spät am Tag oder die Nutzung von Bildschirmen, die blaues Licht abstrahlen (Telefone beispielsweise), direkt vor dem Schlafengehen.[14] Für Erwachsene zwischen 18 und 60 Jahren gilt die Empfehlung von sieben oder mehr Stunden Schlaf die Nacht. Kinder, Teenager und ältere Erwachsene brauchen mehr Schlaf.[15]

- Ausreichend Schlaf zu bekommen kann auch deinen Cortisolspiegel senken, was dazu beiträgt, dass deine Drüsen besser funktionieren.

3

Treibe mindestens dreimal die Woche Sport. Wenn du deinen Puls in Wallung bringst, hilft dies deinem Körper, effizienter zu funktionieren und die Hormonproduktion auszugleichen. Es ist nicht nötig, sehr anstrengende Übungen auszuführen, das einfache Steigern des Pulses für 30 Minuten, dreimal die Woche, kann positive Auswirkungen haben. Nimm also wann immer du kannst anstelle des Aufzugs die Treppe.[16]

4

Mache Yoga. Bestimmte invertierte Yoga-Positionen wie z. B. Upward Bow (Wheel) oder Urdhva Dhanurasana können einen positiven Einfluss haben, indem sie den Blutfluss in die Hypophyse verbessern. Sieh dir im Internet ein Yoga-Tutorial an, um einige Posen zu üben. Oder melde dich bei einem Kurs in deiner Nähe an.[17]

- Sei dir darüber im Klaren, dass eine invertierte Yoga-Pose für manche Menschen gefährlich sein kann, z. B. für Menschen, die einen Schlaganfall erlitten haben. Sprich wie immer zuerst mit deinem Arzt, bevor du mit einem Sportprogramm beginnst.

5

Halte ein gesundes Körpergewicht. Wenn du überschüssige Pfunde mit dir herumschleppst, kann dies die Produktion deiner Hypophyse aus dem Gleichgewicht werfen und sie dazu bringen, mehr von bestimmten Hormonen wie bspw. HGH und nicht genügend von anderen zu produzieren. Wenn du mit einem Ernährungsplan Gewicht abnimmst, kann dies deine Drüse wieder ins Gleichgewicht bringen. Du könntest auch die Hilfe eines Ernährungsberaters in Anspruch nehmen.

Tipps

- Du musst in deiner Mission zur Verbesserung der Gesundheit deiner Hypophyse nicht alle Fette meiden. Einige gesunde Fette wie bspw. die aus Olivenöl und Lachs können deine Hypophyse unterstützen.

Warnungen

- Verschreibungspflichtige Medikamente, die deine Hypophyse beeinträchtigen, können starke Nebenwirkungen haben. Wende dich bei allen Fragen an deinen Arzt.

XI. Zirbeldrüse:

Funktionen und Aufgaben der Hypophyse und Zirbeldrüse[11]

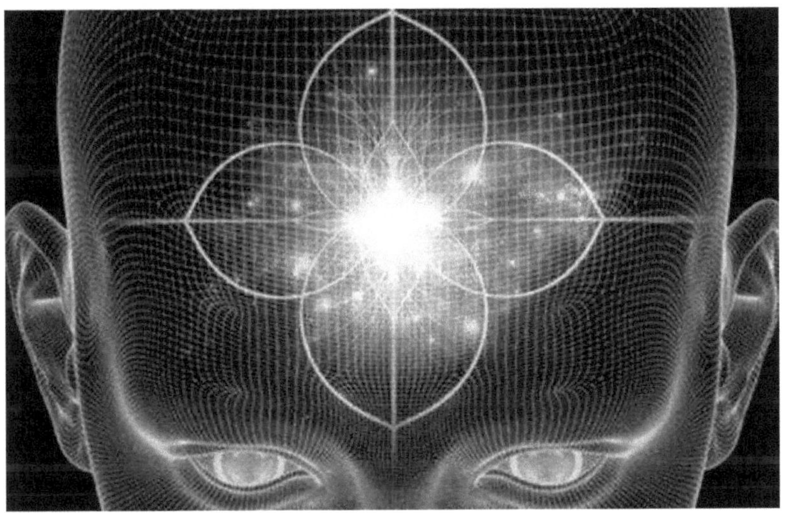

Die Hypophyse und die Zirbeldrüse, auch Epiphyse genannt, regulieren einen Großteil unserer hormonellen Prozesse. Sie bilden das kleine Machtzentrum in unserem Gehirn, das **Descartes** als Sitz unserer Seele definierte. Ebenso ist dieses raffinierte „Chemielabor“ für so grundlegende Prozesse wie Schlaf und Entspannung, das Altern, die Aktivität der Schilddrüse usw. verantwortlich.

Immer wenn wir nach Informationen über diese winzig kleinen Drüsen suchen, stoßen wir auch auf Referenzen aus der spirituellen Welt. Das ist wenig überraschend. **Dieses „dritte Auge“ steht für**

[11] Vgl. https://gedankenwelt.de/funktionen-und-aufgaben-der-hypophyse-und-zirbeldruese/

viele Menschen mit unserer magischen und intuitiven Seite in Verbindung. Abgesehen von diesem energetischen und transzendentalen Universum beruht der Einfluss dieser Strukturen auf unsere Gesellschaft auf der Tatsache, dass sie im Zusammenhang mit dem sogenannten Licht-Dunkel-Zyklus stehen.

Sie werden „Meisterdrüsen" oder unser „drittes Auge" genannt. Die Hypophyse und die Zirbeldrüse sind für die Regulierung unserer Hormone verantwortlich, um unser Gleichgewicht und Wohlbefinden zu gewährleisten.

Der Biorhythmus des Menschen wird von der Natur bestimmt. Das Sonnenlicht stellt jenen Faktor dar, der die Kerne unseres Gehirns stimuliert. **Die Hypophyse und die Zirbeldrüse sind die Direktoren dieses Orchesters.** Sie steuern in einem angemessenen Tempo unser Wachstum, unsere sexuelle Reife, unsere Temperatur und sogar unsere Gefühle.

Jedes noch so kleine Ungleichgewicht hat einen direkten Einfluss auf unser Wohlbefinden.

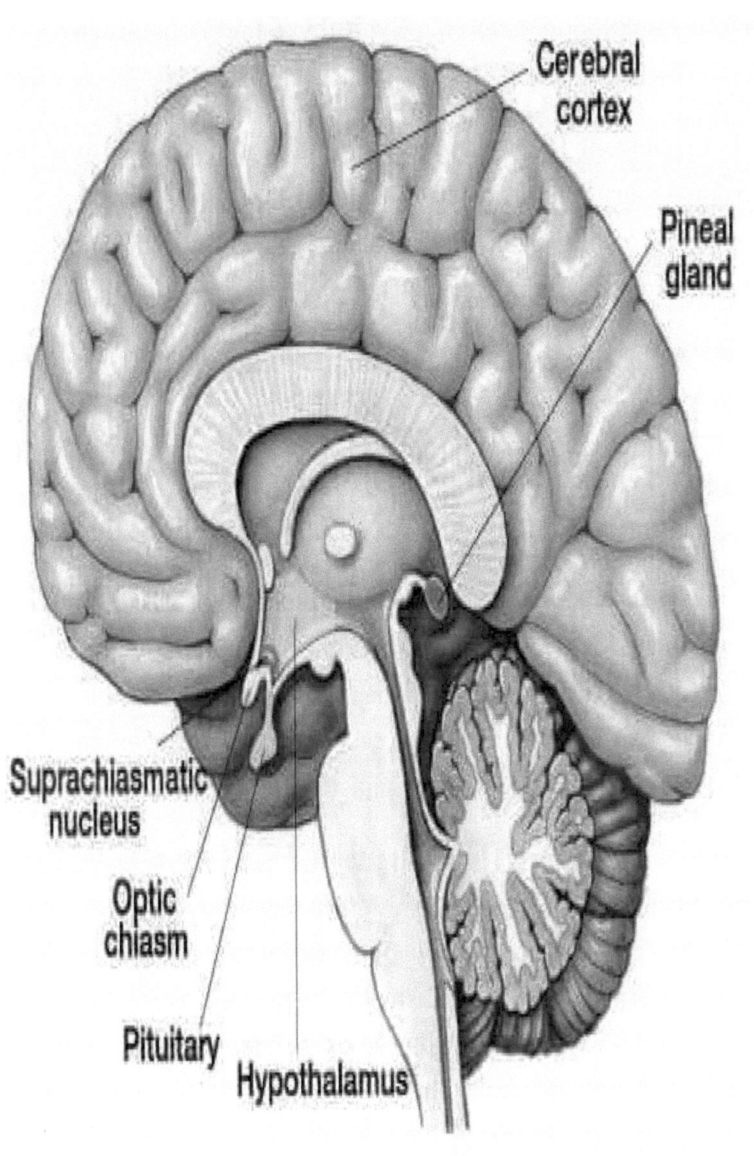

Pituitary = Hypophyse, Pineal gland = Zirbeldrüse

Welche Funktionen haben die Hypophyse und Zirbeldrüse?

Was die Hypophyse und die Zirbeldrüse anbelangt, ist eines sehr auffällig. **Obwohl beide so klein sind (knapp 8 mm im Durchmesser), fließt durch sie sehr viel Blut.** Sie sind von entscheidender Bedeutung für unsere Gesundheit und gleichzeitig sehr anfällig für unseren Lebensstil.

Werfen wir doch mal einen genaueren Blick auf die Funktionen der Hypophyse und Zirbeldrüse.

Die Hirnanhangsdrüse oder Hypophyse

Ein faszinierender Aspekt dieser Drüse ist die Art und Weise, wie sie sich mit unserer Umwelt verbindet. Basierend auf allen Informationen, die sie von unseren Sinnen und vom Thalamus (der Großteil des Zwischenhirns) erhält, setzt sie eine Reihe von Hormonen frei, mit denen wir uns besser auf die Anforderungen der Außenwelt einstellen und darauf reagieren können.

- Die Hirnanhangsdrüse oder Hypophyse erleichtert die soziale Verbindung und hilft uns, auf Gefahren zu reagieren.
- Sie fördert die Freisetzung von **Oxytocin**, um unsere Bindung zu unserem Partner, unseren Kindern usw. zu stärken.
- Sie stimuliert die Freisetzung von Nebennierenhormonen, sodass wir besser mit Stress umgehen können.
- Die Hypophyse arbeitet auch mit dem Hypothalamus zusammen.

- Letztere Struktur, die über unsere Emotionen und unser Gedächtnis bestimmt, steht in der Hierarchie zwar über der Hypophyse, wird aber ebenfalls von der Hirnanhangsdrüse beeinflusst.
- Dank dieser Verbindung führt das, was wir denken und durch unsere Sinne wahrnehmen, zu einer Gefühlslage.

Darüber hinaus sollten wir nicht ungesagt lassen, wie wichtig diese Drüse für bestimmte biologische Prozesse ist:

- Sie reguliert den Stoffwechsel.
- Sie setzt das follikelstimulierende Hormon (FSH) und das luteinisierende Hormon (LH) frei, welche die Produktion von Östrogen, Testosteron und Progesteron anregen.
- Sie sezerniert Prolaktin, das für die Milchproduktion notwendig ist.
- Sie setzt das Wachstumshormon frei und fördert so die menschliche Entwicklung.

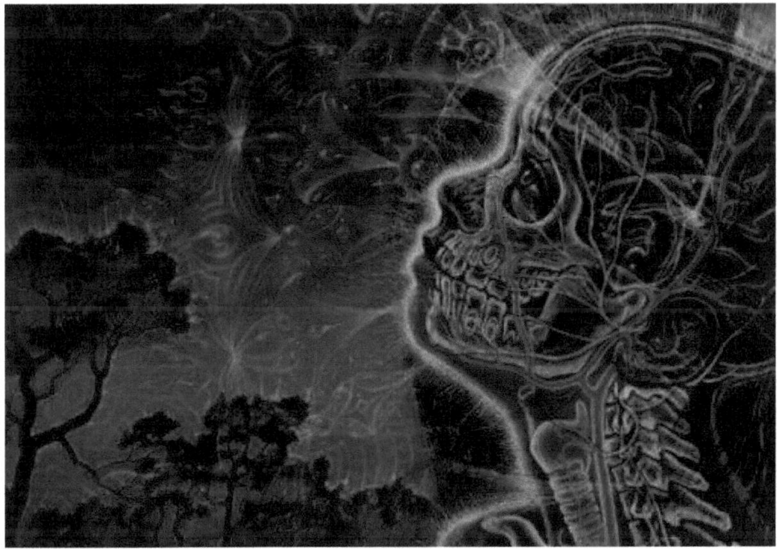

Die Zirbeldrüse: Verantwortlich für sämtliche Rhythmen in unserem Körper

Die Hypophyse und die Zirbeldrüse teilen sich ihre Funktionen und liegen darüber hinaus sehr nahe beieinander. Letztere hat jedoch aus mystischer und spiritueller Sicht schon immer mehr Interesse erweckt. Vielleicht wegen ihrer Baumform, vielleicht wegen ihrer Zerbrechlichkeit oder der Tatsache, dass sie die Dunkelheit braucht, um effektiv funktionieren zu können.

Wir beziehen uns wegen eines interessanten Fakts auf ihre Zerbrechlichkeit: **Sobald wir das Jugendalter erreicht haben, verringert sie ihre Aktivität.** So stark sogar, dass wir das Erwachsenenalter normalerweise mit einer Zirbeldrüse beginnen, die bereits Anzeichen einer Verkalkung aufzeigt. Ihre Sensibilität in Bezug auf unsere Umwelt, Ernährung und unsere Lebensweise beeinträchtigt manchmal ihr gutes Funktionieren.

Die folgenden Prozesse werden durch die Zirbeldrüse reguliert:

- Sie reguliert unseren zirkadianen Rhythmus und leitet den Schlaf ein.
- Die Zirbeldrüse braucht Dunkelheit, um Melatonin auszuschütten.
- Sie ist auch ein Schlüsselfaktor, was die sexuelle Reife anbelangt.
- Eine Störung der Zirbeldrüse kann saisonal-affektive Störungen und Depressionen begünstigen.

Wie können wir mehr Acht auf unsere Hypophyse und Zirbeldrüse geben?

Diese Strukturen sind ein eindeutiges Beispiel dafür, wie unser endokrines System Einfluss auf unser Verhalten und unsere Persönlichkeit nimmt. Es überrascht daher nicht, dass das Interesse an der Hypophyse und der Zirbeldrüse wächst. Abgesehen vom mystischen und spirituellen Bereich stoßen wir immer öfter auf Forschungsarbeiten zu diesem Thema, die für die Allgemeinheit ausgelegt sind. Ein Beispiel hierfür ist das *Journal of Pineal Research*, das sowohl interessante als auch praktische Studien über dieses „dritte Auge" mit endokrinen Funktionen veröffentlicht.

Es schadet deshalb nie, uns darüber zu informieren, wie wir mehr Acht auf diese Strukturen geben können. Die Hypophyse und die Zirbeldrüse werden es uns sicher danken, wenn wir die folgenden Vorschläge beherzigen:

- Wir sollten uns so natürlich wie möglich ernähren, eine Ernährung frei von Pestiziden, Farb- und Konservierungsstoffen wählen.
- Rohkost aus biologischem Anbau verringert die Verkalkung der Zirbeldrüse.
- Es wäre auch ratsam, mehr **Vitamin** A, B und D sowie Mineralstoffe, wie Magnesium oder Mangan zu uns zu nehmen.
- Es wäre ideal, wenn wir uns immer **an die Rhythmen der Natur anpassen** könnten. Wenn der Licht-Dunkel-Zyklus eingehalten wird, werden uns das diese Drüsen danken.

- Es ist ebenfalls empfehlenswert, **uns weniger dem blauem Licht von elektronischen Geräten auszusetzen.**

Zusammengefasst können wir sagen, dass die wichtigere der beiden Drüsen auf alle Fälle die Hypophyse ist. Sie ist die wichtigste endokrine Struktur in unserem Gehirn, da sie praktisch alle Prozesse unseres Organismus reguliert. Es lohnt sich, darauf Acht zu geben, und damit uns das gelingt, reicht es schon aus, unseren Lebensstil an einen gesünderen Ansatz und mehr an den natürlichen Verlauf des Tages anzupassen.

XII. Aktivierung:

Die Aktivierung der Zirbeldrüse und Hypophyse[12]

Die Hypohpyse und Zirbeldrüse erhalten in den letzten Jahren immer mehr Aufmerksamkeit. Zu Recht, denn diese beiden Drüsen spielen nicht nur bei der Verbindung zu unserer geistigen Herkunft eine zentrale Rolle, nein, sie sind an vielen Vorgängen in unserem Körper beteiligt, vor allem bei der Steuerung der Hormone.

Die Zirbeldrüse

Die Zirbeldrüse ist für den Tag und Nacht-Rhythmus zuständig. Forscher haben in den letzten Jahrzehnten, sogar Jahrhunderten immer wieder die Zirbeldrüse erforscht und Versuche mit der Zirbeldrüse gemacht, um das Geheimnis ihrer Wirkung auf unser Sein zu untersuchen. Was man weiß, ist, dass diese Zirbeldrüse photosynethisch ist und erkennen kann, ob es hell oder dunkel ist. Denn bei Helligkeit bildet die Zirbeldrüse aus der Aminosäure L-Tryptophan das bekannte „Glückshormon" Serotonin. Wenn es dunkel wird, dann wandelt sich das Serotonin in Melatonin, das Schlafhormon. Man weiß auch, dass die beiden „Hormone" Melatonin und Serotonin an über 100 verschiedenen Prozessen im Körper beteiligt sind und auch eine direkte Wirkung auf den Alterungsprozess haben.

Doch viel interessanter war für viele Philosophen und Forscher die Wirkung der Zirbeldrüse auf die Seele und Psyche des Menschen. Die Zirbeldrüse produziert auch einen Stoff namens

[12] Vgl. https://jeomra.de/blog/die-aktivierung-der-zirbeldruese-und-hypophyse/

Dimethyltryptamin, der eine berauschende und auch halluzinogene Wirkung hat. Es scheint so, als ob die Zirbeldrüse auch bei außersinnlichen Wahrnehmungen, auch bei Träumen oder astralen Reisen eine wichtige Rolle spielt. Rene Descartes bezeichnete die Zirbeldrüse als den Sitz der Seele, alte Yogis sahen in der Zirbeldrüse eine Verbindung zum Stirnchakra und zu allen psychischen Phänomenen und kosmischen Energien. Die Chinesen nennen die Zirbeldrüse „das Auge, das den Himmel sieht“ und für die Aborigines ist die Zirbeldrüse ein verkümmertes drittes Auge, das sich durch die Evolution weg vom Geistigen ins Innere des Kopfes zurückgezogen hat.

Ganz in der Nähe zur Zirbeldrüse sitzt auch die Hypophyse, die Steuerungsdrüse unseres Körpers.

Ich selbst kann mehrere Lieder davon singen, wie wichtig die Hypophyse für den Körper ist. Die Hypophyse steuert fast alle bekannten anderen Drüsen im Körper und ist somit für den gesamten Hormonhaushalt und damit für das gesunde Funktionieren des Körpers verantwortlich. GAnz egal, ob Wachstumshormone, die Schilddrüse oder die Nebennieren mit den Hormonen, Cortisol, DHEA oder Progesteron: Der beinahe gesamte Hormonhaushalt wird von der Hypophyse gesteuert.

Zwischen der Hypophyse und der Zirbeldrüse gibt es eine direkte Verbindung, sie beeinflussen sich gegenseitig. Der Hypophyse sagt man zu, dass sie die Verbindung zum höheren Selbst, zum Kosmos darstellt. Beim Gedanken an die Zirbeldrüse und die Hypophyse kommt in mir ein Bild, dass die Hypophyse auch dafür zuständig ist, die von der Zirbeldrüse gesteuerten geistigen Vorgänge im Körper umzusetzen. Immer wieder treffe ich in meinem Leben auf diese beiden Drüsen. Meine Hypophyse hat körperlich betrachtet eine Insuffizienz von Kindheit an, da sie etwas verschoben ist.

Der Meister Kuthumi mir dann einen entscheidenden Hinweis gegeben, wie wichtig die Arbeit an der Aktivierung dieser beiden Drüsen für mein Sein und auch für andere ist. Gerade jetzt, wo ich diesen Text hier schreibe, kommt eine Information, ein Gefühl bei mir auf, dass die Versorgung der beiden Drüsen im Körper eigentlich durch die göttlichen Mutter- und Vater-Energien gewährleistet sein sollte, dass aber durch unsere Art zu leben die Energie nicht mehr unsere Gehirndrüse erreicht.

Eine Form der Meditation, die uns seit Jahrtausenden gelehrt wird, ist die Lichtmeditation. Kuthumi hat mir diese Meditation in einer veränderten Form weitergegeben, um meine Hypophyse und meine Zirbeldrüse wieder in die Harmonie zu bringen.

Diese Meditation ist auch auf der CD “Befreie deine Medialität” enthalten, wer sie also lieber hören, statt lesen möchte. Ein Literaturhinweis findest du unter dem Text.

Die kurze Lichtmeditation zur Aktivierung der Zirbeldrüse und Hypophyse:

Schließe nun deine Augen.

Und erlaube dir vollkommen entspannt zu sein.

Du kannst diese Meditation im Sitzen oder im Stehen machen, achte nur darauf, dass dein Körper aufgerichtet ist.

So richte deinen Körper auf, innerlich und äußerlich, so dass die Energie in deiner Wirbelsäule frei fließen kann.

Atme nun all deine Anspannungen in dir aus. Atme alle deine Disharmonien in dir aus.

Und atme den Frieden und die Harmonie und lass sie sich in deinem gesamten Körper ausbreiten.

Siehe nun das weiße Licht aus der Quelle allen Seins, dem Ursprung aus dem auch du kommst und zu dem du eines Tages wieder zurückkehren wirst.

Verbinde dich mit der Quelle allen Seins und spüre, sehe und fühle wie das göttliche weiße Licht ganz langsam über dein Kronenchakra in deine Wirbelsäule fließt.

Stelle dich ganz bewusst in diese Lichtsäule und richte deine Wirbelsäule danach aus.

Wirbel für Wirbel fließen die göttlichen weißen Vater-Energien die Wirbelsäule hinab, bis zu deinem Steiß und über deine Beine zu Mutter Erde.

Spüre nun deinen Halt auf dem Boden, spüre deine Füße

Und lasse von deinen Füßen die göttliche Liebe von Mutter Erde, die göttlichen Mutterenergien nun aufsteigen.

Sie fließen durch deine Füße und Beine in deinen Körper hinein und steigen Wirbel für Wirbel in deiner Wirbelsäule auf.

Lasse die Energie des Vaters von oben auf die Energie der Mutter von unten treffen, lasse beide Energien nun im Jetzt in deinem Herzen vereinen, denn dies ist die kosmische Hochzeit in dir.

Spüre das Licht unser aller Vater in dir und spüre die Umarmung der Mutter.

Und mit beiden Energien eins, konzentriere dich nun auf deine Zirbeldrüse.

Spüre, sehe und fühle wie die Vereinigung der beiden Energien deine Zirbeldrüse hell erstrahlen lassen.

Licht Liebe, Heilung und Ordnung für deine Zirbeldrüse..

Konzentriere dich nun auf deine Hypophyse.

Und lasse auch deine Hyphphyse in dieser Verbindung der Vater und Mutter-Energien im hellen Licht erstrahlen.

Licht, Liebe, Heilung und Ordnung für deine Hypophyse..

Konzentriere dich nun, da du die Mutter und die Vaterenergien in dir trägst auf dein Herz. Öffne dein Herz für das Christuslicht in dir.

Öffne dein Herz für ihn und lasse die Energien eins werden. Das Christuslicht, das Christuskind, das du bist eins in den Energien der Mutter und des Vaters.

Konzentriere dich in dieser Verbindung noch einmal auf diene Zirbeldrüse und deine Hypophyse und lasse die Energien des Vaters, der Mutter und des Christuslichtes, das Christuskind, das du bist, in deine Zirbeldrüse und in deine Hypophyse einfließen.

Ich danke dir.

Möge uns die Meditation auf unserem Weg eine Hilfe sein!

Danke für dein Vertrauen

XIII. Hypo-Physe:[13]

Hypophyse ist die Hirnanhangdrüse. Sie ist eine übergeordnete Hormondrüse bei Wirbeltieren und untersteht dem Hypothalamus.

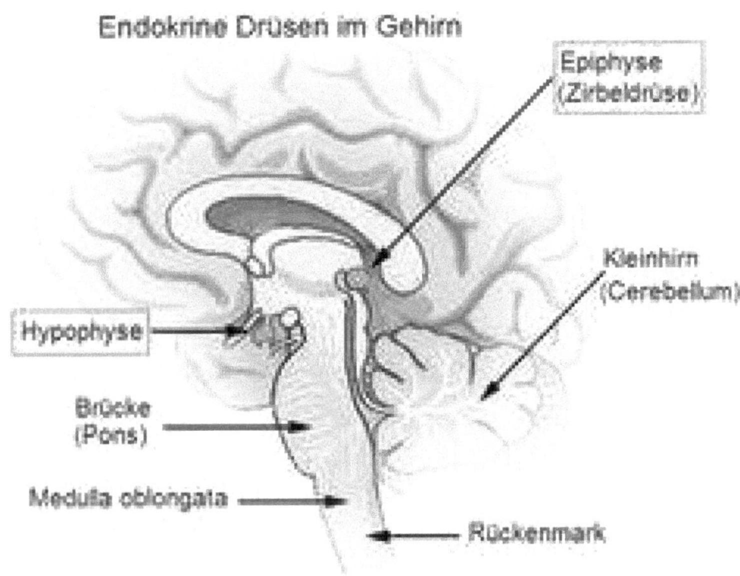

Hypophyse ist ein Substantiv im Kontext von Heilkunde, Physiologie, Psychologie, Körperteil, Anatomie, Physiologie und Medizin. Copyright.

Die Hypophyse wiegt nur maximal ein Gramm und besitzt dabei die Größe einer Haselnuss oder einer Bohne.

[13] Vgl. https://wiki.yoga-vidya.de/Hypophyse

Sie setzt einige Hormone frei und beeinflusst die anderen Hormondrüsen im Körper. Deshalb wird diese Drüse auch als die Kommandodrüse bezeichnet.

Manchmal wird die Hypophyse gleichgesetzt mit dem Ajna Chakra. Ajna bedeutet Befehl und Kommando.
Dieses Chakra befindet sich in der Mitte des Kopfes, also eigentlich auch genau da, wo sich die Hypophyse befindet.

Video zum Thema Hypophyse

Lass dich inspirieren von einem Vortragsvideo über Hypophyse:

Hypophyse - was ist das? Verstehe etwas mehr über das Thema Hypophyse in diesem Video Kurzvortrag. Sukadev denkt laut nach über das Wort bzw. den Ausdruck Hypophyse und streut einige Yoga Überlegungen mit ein.

Siehe auch

Weitere Begriffe im Kontext von Hypophyse

Begriffe aus den Gebieten Naturheilkunde, Anatomie, Medizin und Psychologie, die im weitesten Sinn etwas zu tun haben mit Hypophyse, sind zum Beispiel

- Meditationsanleitung
- Entspannungstrainer Baustein
- Yoga Vidya Acharya Studiengang

Yoga und Ayurveda Seminare

Marmas sind die Meridian-Punkte im Ayurveda, die Organen, Nerven und anderen Systemen des Körpers entsprechen. Unter der erfahrenen kompetenten Anleitung eines indischen Ayurveda Arztes lernst du...

Die „violette Flamme“ ist in der Überlieferung des Meisters St-Germain ist ein sehr mächtiges Instrument, um Energien und Blockaden in den Chakras zu transformieren und deine spirituelle Entw...

Lerne deine Energierhythmen kennen – und optimal nutzen. Lebe in Harmonie mit den Rhythmen von Mond und Sonne, Ida und Pingala, Yin und Yang, männlich und weiblich. Erkenne, zu welchem Zeitpunkt...

Zusammenfassung

Hypophyse kann man sehen im Kontext von Körperteil, Anatomie, Physiologie und Medizin.

XIV. Hypo-Thalamus:[14]

Hypothalamus , wo befindet er sich, welche Aufgaben hat er? Und was hat Hypothalamus mit den oberen beiden Chakren zu tun?

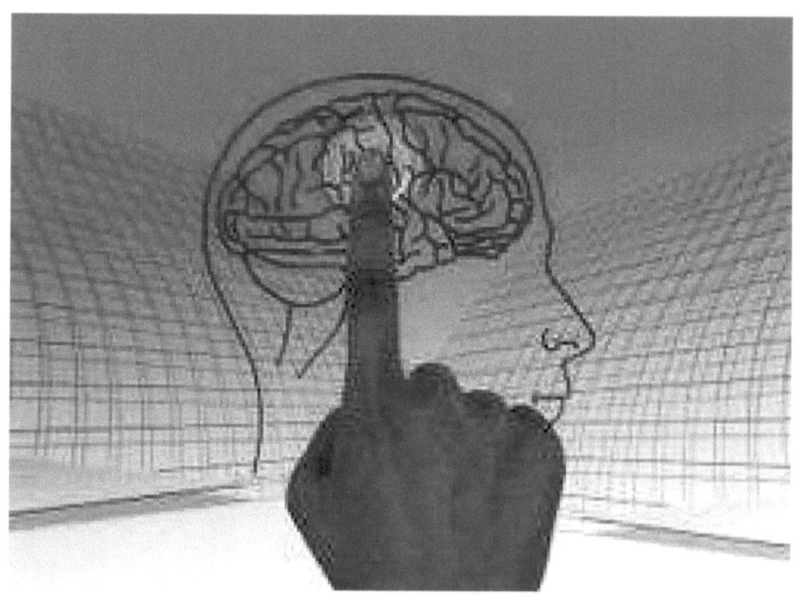

Hypothalamus - erläutert vom Yoga Standpunkt aus

Hypothalamus aus yogischer Sicht

Der Hypothalamus ist ein wichtiges Steuerzentrum im Gehirn. Er ist ein kleiner Bereich im sogenannten Zwischenhirn. Über das Pfortadersystem hat er Kontakt zur Hypophyse, also zur Hirnanhangdrüse und reguliert deren Hormonausschüttung. Ein großer Teil des Informationsaustausches zwischen Gehirn und restlichen Körper geschieht durch die Hormone der Hypophyse. Des

[14] Vgl. https://wiki.yoga-vidya.de/Hypothalamus

Weiteren regelt der Hypothalamus über das Nervensystem die Körpertemperatur, den Herzschlag und die Nierenfunktion. Er ist also verantwortlich für das Aufrechterhalten der Homöostase, indem er eine Rolle bei der Temperatur, dem Blutdruck wie auch bei der Osmoloarität spielt. Er hat einiges zu tun mit der Regulation der Nahrungs- und der Wasseraufnahme, also auch für das Hunger- und Durstgefühl. Er ist verantwortlich für die sogenannte „zirkadiane Rhythmik“ und damit für den Biorhythmus des Menschen wie zum Beispiel den Schlaf-, Wachrhythmus u.v.a.

Er steuert das Sexual- und Fortpflanzungsverhalten, hat also auch etwas mit dem Sexualzentrum zu tun. Er hat viele neuronale Verbindungen zu den anderen Hirnzentren. Der Hypothalamus steuert insbesondere über Liberine und Statine die Hormonabgabe in der Adenohypophyse und produziert selbst die Hormone, die in der Neurohypophyse ins Blut abgegeben werden. Der Hypothalamus kann also aktivieren, hemmen und reduzieren. Er steuert das autonome Nervensystem und hängt damit mit vielen weiteren Hirnzellen zusammen. Man kann sagen, dass er so etwas wie die Kommandozentrale von allen autonom-funktionierenden Körperzellen ist. Er befindet sich in etwa dort wo im Yoga das Ajna Chakra angenommen wird, wobei dieses Chakra vom Punkt zwischen den Augenbrauen zum Hinterkopf und darüber hinausgeht, also eigentlich über den gesamten Bereich von der Stirn bis zum Hinterkopf als eine Art halbmondartige, liegende Mondsichel, wobei das Zentrum im Hypothalamus ist. Da Ajna auch Kommando oder Befehl bedeutet ist das Ajna Chakra das Befehlschakra, ähnlich wie der

Hypothalamus zusammen mit der Hypophyse die Kommandozentrale der gesamten autonomen Funktionen des Körpers bildet.

Hypothalamus Video

Hier findest du ein Video zu Hypothalamus mit einigen Informationen und Anregungen:

Audiovortrag zu Hypothalamus

Hier kannst du die Tonspur des Videos zu Hypothalamus anhören:

Hypothalamus Artikel ausbauen

Willst du mithelfen beim Ausbau dieses Artikel zu Hypothalamus ? Danke für deine Email an wiki(at)yoga-vidya.de.

Siehe auch

Hypothalamus gehört zu den Themengebieten Anatomie, Physiologie, Medizin, Organe.

Begriffe im Alphabet vor und nach Hypothalamus

Hier einige Infos zu Begriffen im Alphabet vor und nach Hypothalamus:

- Herzmuskulatur
- Hildegard-Medizin
- Hirnanhangdrüse
- Homöopathie

- Irisdiagnose
- Johanniskraut
- Kirlianfotografie

Seminare und Ausbildungen

Hier ein paar Links zu Seminaren und Ausbildungen, nicht nur zum Thema Hypothalamus:

- Ayurvedische Marma Massage Ausbildung

Yoga Reisen Seminare

Ein ganz besonderes Erlebnis: Intensives Sadhana in der hochspirituellen Atmosphäre im indischen Rishikesh, im Sivananda-Ashram, in der wundervollen Umgebung der Himalaya-Vorberge und des Ganges....

Spirituelle Yogareise zum Heiligen Franziskus von Assisi. Entdecke Italien ganz neu. Wandle auf den Spuren des hl. Franz von Assisi. Ein sehr spirituelles Yogaprogramm mit Yogastunden, Meditation,...

Atemberaubende Landschaft - weites Meer – Zeit zum Loslassen und Entspannen Finde im Yoga Retreat zu dir An den weiten Stränden der Ostsee die Seele baumeln lassen, Luft, Wasser, Natur erleben u...

Weitere Infos

Hier ein paar Infos, die vage etwas mit Hypothalamus zu tun haben:

Veganer Podcast

Aminosäure

Simple und komplexe Infos zu Aminosäuren in diesem Kurzvortrag von Baumtomate

Kompakte Informationen zum Thema Baumtomate in diesem Kurzvortrag von Amerikanischer Ginseng

Simple und komplexe Infos zum Thema Amerikanischer Ginseng in diesem Kurzvortra…

Allergie

Allergie - Viele Informationen rund um das Thema Allergie. Auch vom Standpunkt der Abgerufen von „https://wiki.yoga-vidya.de/index.php?title=Hypothalamus&oldid=747448"

XV. Ajna Chakra:[15]

Ajna Chakra (Sanskrit: आज्ञाचक्र ājñācakra *n.*), "Ajna" bedeutet Kommando, Befehl, unbegrenzte Macht; das Ajna Chakra ist das sechste der sieben Hauptchakras. Es wird auch Stirnchakra, Augenbrauenzentrum, oder Drittes Auge genannt. Das Kshetra des Ajna Chakra entspricht am Vorderkopf dem Raum zwischen den Augenbrauen, Trikuti, und am Hinterkopf Bindu.

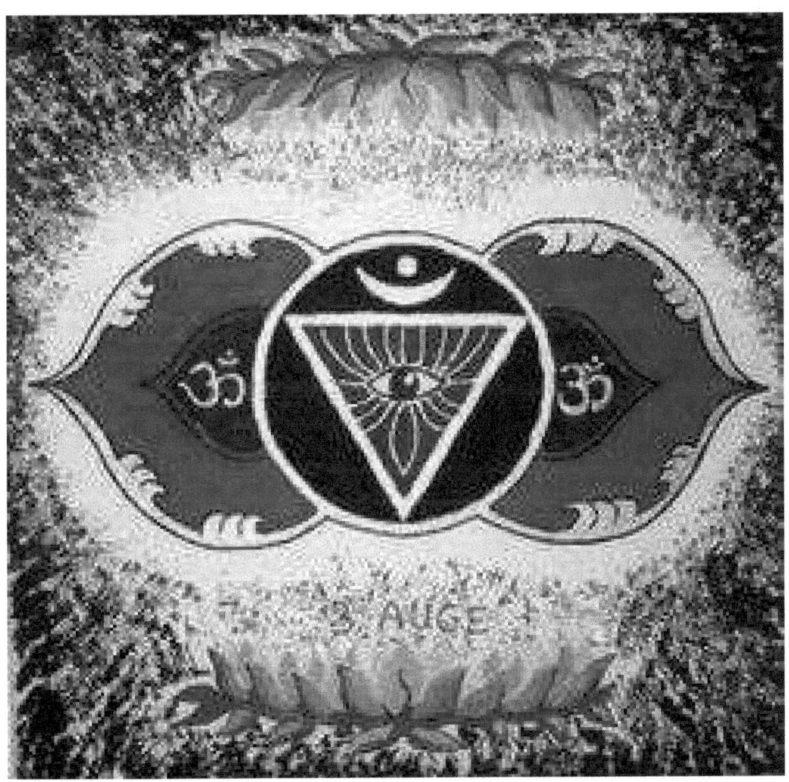

Künstlerische Darstellung des Ajna Chakras von Sharada Steffens

[15] Vgl. https://wiki.yoga-vidya.de/Ajna_Chakra

Im Ajna Chakra laufen die drei wichtigsten Nadis zusammen - Ida, Pingala, Sushumna, und vereinen sich zu einem Bewusstseinsstrom, der weiter zum Sahasrara Chakra fließt. Es ist als "Befehlschakra" dem Gehirn zugeordnet und ist auch der Sitz des Geistes. Intuitives Wissen und höchste Erkenntnis werden durch dieses Chakra, dem Sitz ursprünglicher Macht und der Seele, erlangt. Ajna ist eines der wichtigsten Chakras für die spirituelle Entwicklung: Die meisten Yogis, besonders Jnanis, konzentrieren sich auf das Ajna Chakra und auf dessen Bija Mantra OM, und halten dort auch zur Zeit des Todes bewusst ihr Prana fest. In der Theosophie wird das Stirnchakra mit der Zirbeldrüse gleichgesetzt, welche beim Geburts- und Sterbevorgang eine wesentliche Rolle spielt.

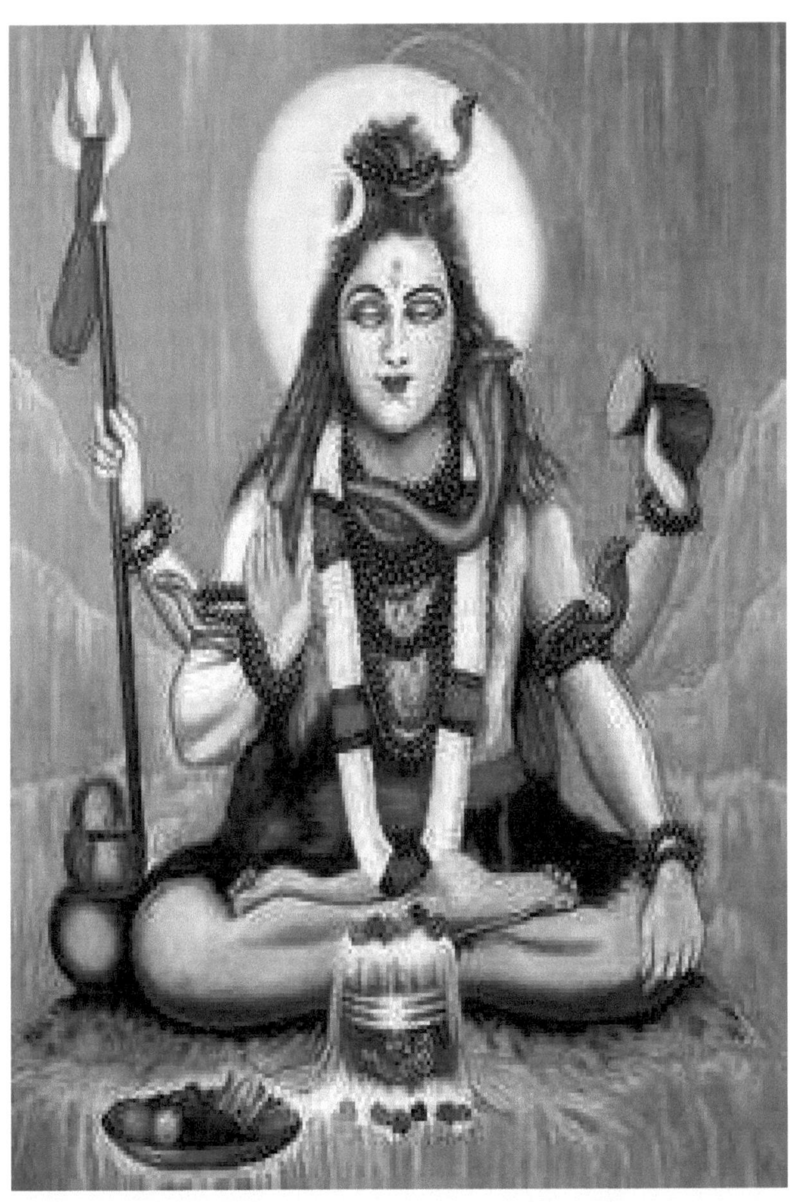

<u>Shiva</u> mit Drittem Auge

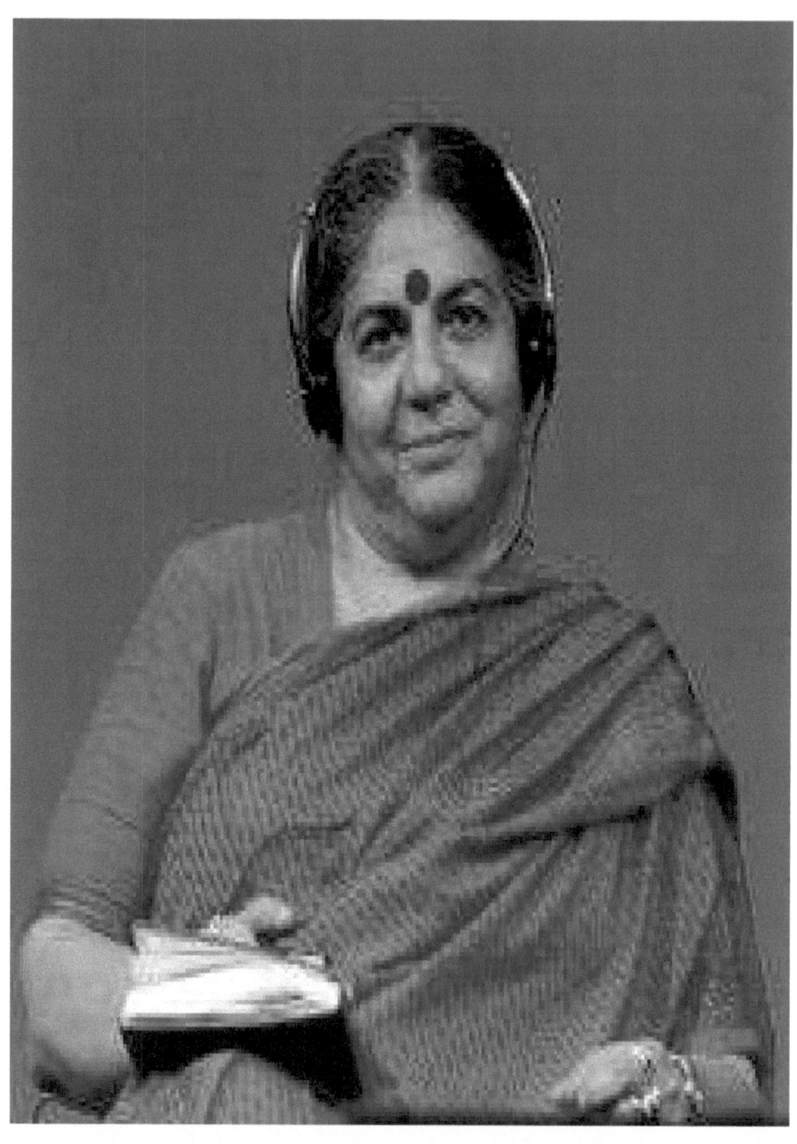

Swamini Vandana Shiva - das Dritte Auge wird traditionell durch einen roten Punkt auf der Stirn symbolisiert

Niederschrift eines Vortragsvideos von Sukadev über Ajna Chakra

Chakra heißt wörtlich Rad. Rad bezieht sich auf Energiezentrum. Es ist ein rundes Zentrum und daher "Rad". Rad steht auch für Antrieb. Rad steht auch für etwas, was in Bewegung ist. Und so sind die Chakras Steuerungszentren, Chakras sind wie Räder, Chakras setzen etwas in Gang, Chakras sind auch wie die Fahrzeuge der Seele. Es gibt sieben Haupt-Chakras und eine ganze Menge weiterer Chakras. Ajna Chakra ist das Steuerungs-Chakra, es heißt, es ist das wichtigste der Chakras. Gut, man kann jedes Chakra als das wichtigste nennen. Muladhara Chakra ist das Wurzelchakra, das Chakra, das die Wurzel ist, so wie dieses Chakra jetzt eben zur Wurzel hinuntergegangen ist. Dann gibt es als besonders wichtiges Chakra auch das Manipura Chakra, das Feuer Chakra, mit dem du einiges bewirkst.

Dann gibt es das Anahata Chakra, das Chakra des Herzens. Dann gibt es Ajna Chakra, das Steuerungs-Chakra. Ajna Chakra ist eben auch Sitz der Buddhi. Und Buddhi ist die Vernunft, das Urteilsvermögen, Viveka, Unterscheidungsvermögen. Und vom Ajna Chakra aus kannst du selbst entscheiden, was du machen willst, daher eben auch Steuerungs-Chakra. Tiere haben nicht den freien Willen, so wie der Mensch ihn hat, vielleicht andere mögen und nicht mögen. Der Mensch kann etwas mögen und kann sagen: "Ich mag das mögen, ich tue es trotzdem nicht." Der Mensch mag eine Emotion haben und er sagt: "Ok, da ist eine Emotion, ich handle aber anders." Da kann ein Impuls kommen und der Mensch sagt: "Ok, nett, dass da ein Impuls ist, schön, dass dort mein Unterbewusstsein mir etwas sagt, schön, dass dort Energie dort hinter ist, und ich entscheide jetzt, was ich wirklich will."

Ajna Chakra ist das Steuerungs-Chakra, das Befehls-Chakra. Fähigkeiten des Ajna Chakra helfen, die anderen Chakras gut einzusetzen. Ajna Chakra ist der Sitz des freien Willens. Daher auch, wenn du dich auf das Ajna Chakra konzentrierst, dann wirst du auch zur Ruhe kommen und die anderen Chakras werden mitgesteuert. Manchmal ist ja die Frage: Wenn man in der Meditation immer auf das Ajna Chakra meditiert, ist das überhaupt so gut? Sollte man sich nicht auf die verschiedenen Chakras konzentrieren? Die Antwort ist: Im Hatha Yoga konzentrieren wir uns auf die anderen Chakras und im Pranayama auch, aber in der Meditation ist es gut, entweder auf das Anahata Chakra, Herz Chakra, sich zu konzentrieren oder auf das Ajna Chakra. Ajna Chakra, da bekommt man langsam Kontrolle über den Geist, langsam Kontrolle über das Denken und Fühlen.

Wenn du diese Kontrolle hast, dann ist natürlich auch die ganze Psyche mit kontrolliert. Ajna Chakra – Steuerungs-Chakra, das Chakra zwischen den Augenbrauen. Es gibt manchmal auch die Frage: Wo ist überhaupt das Ajna Chakra? Letztlich ist das Ajna Chakra so in der Mitte des Kopfes, also Mitte der Stirn bis Mitte des Kopfes, da ist so der Bereich des Ajna Chakras. Ajna Chakra strahlt aus nach vorne zum dritten Auge, Trikuti, welches hier so nach unten geht, Punkt zwischen den Augenbrauen bis nach oben. Ajna Chakra strahlt aber auch aus nach hinten zum Hinterkopf, welcher

Punkt als Bindu bezeichnet wird. So steuert das Ajna Chakra auch Chandra Chakra, das Mond Chakra, oberhalb des Gaumens, welches auch sitzt oberhalb der rechten Augenbraue und der Nasenspitze. Ajna Chakra steuert auch Bindu, auch das Energiezentrum am Hinterkopf, welches den Nektar steuert. So hat Ajna Chakra eine Menge Funktionen.

Niederschrift eines Vortrages im Rahmen einer Weiterbildung zur Shiva Samhita

Das Ajna Chakra entwickelt sich im Teenager Alter. Es ist der Sitz von Shiva und gleichzeitig der Sitz deines disziplinierten Geistes und deiner Visualisierungskraft. Es hilft dir, intuitiv zu sehen, und das große Ganze zu sehen. Wenn Balance im Chakra ist, dann kannst du gut abstrakt denken. Denken, Entscheidungskraft werden gefördert, und auch die Fähigkeit, Symbole zu verstehen. Es ist auch der Sitz von Ahamkara, dem "Ich" oder "Ego".

Bei manchen Menschen ist das Chakra sehr stark entwickelt. Sie sind dann oft hellsichtig. Manchmal sagt man, dass Ajna der sechste Sinn ist. Das heißt, ich sehe etwas, das über die fünf Sinne hinausgeht. Wenn du mit Ajna Chakra arbeiten möchtest, solltest du deine Träume aufschreiben. Bevor du einschläfst, nehme dir vor, dich nach dem Aufwachen an deine Träume zu erinnern.

Im physischen Körper kontrolliert das Ajna Chakra die Hirnanhangdrüse. Wenn dort eine Disbalance herrscht, wachsen die Menschen nicht richtig. Ajna kontrolliert auch die physischen

Augen, Nase, Schädelbasis und Gehirn. Im Ungleichgewicht treten Kopfschmerzen, Migräne, oder Augenprobleme auf, eventuell auch Alzheimer, Demenz, Schlaganfall, Epilepsie. Menschen können sich nicht konzentrieren, haben Albträume, sind vergesslich, manisch-depressiv und haben ein zwanghaftes Verhalten.

Übersicht zum Ajna Chakra und seinen Entsprechungen

- **Sitz**: Mitte des Kopfes
- **Kshetra**: Trikuti und Bindu
- **Chakra Farbe**: Weiß
- **Aura Farbe**: Indigo
- **Bija**: Om
- **Yantra (Symbol)**: Dreieck im Kreis
- **Tattwa (Element)**: Avyakta (Geist)
- **Sinneswahrnehmung**: Denken
- **Charaktereigenschaft**: Intellekt, Intuition, alle geistigen Kräfte
- **Gott**: Shiva
- **Göttin**: Hakini
- **Loka (Ebene)**: Tapoloka
- **Sharira (Körper)**: Karana Sharira (Kausal)
- **Granthi (Knoten)**: Rudra Granthi
- **Surya Namaskar (Sonnengruß Stellung)**: 4,9
- **Asana (Körperstellung)**: Shirshasana - Kopfstand, Garbhasana - Stellung des Kindes, Ardha Matsyendrasana - Drehsitz , Dhanurasana - Bogen, Kakasana - Krähe, Padahastasana -

stehende Vorwärtsbeuge, Vrikshasana - Baum, Bhujangasana - Kobra

- **Edelsteine**: Lapislazuli, Dumortierit, Saphir, Sodalith, Azurit, Fluorit
- **Aromen**: Jasmin, Weihrauch, Zitronengras

Eigenschaften und Funktionen

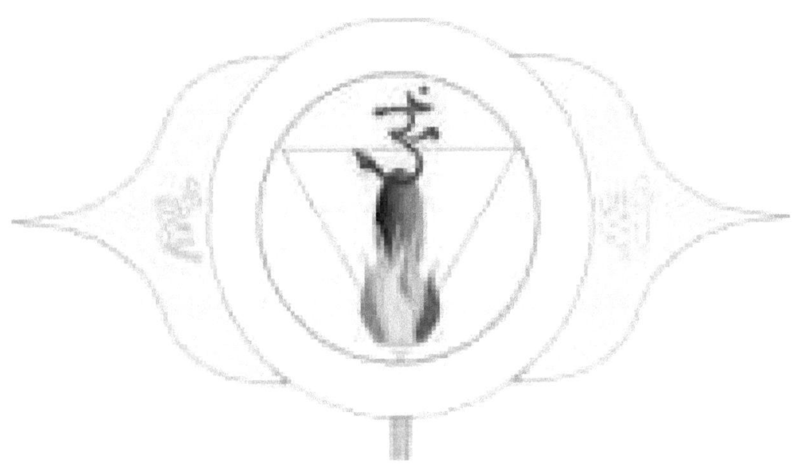

Yantra des Ajna Chakras

Das Ajna Chakra entspricht dem Geistelement Manas bzw. Buddhi - im Tantra Avyakta, das Unmanifestierte, genannt. Die meisten Symbole des Ajna Chakras stehen für den reinen Geist:

Das Bija Mantra des Ajna Chakras ist OM, die Essenz aller Mantras. Die Farbe ist strahlendes Weiß. Weiß ist die Farbe des reinen Geistelementes. So wie Weiß alle Farben in sich enthält, ist auch im Ajna Chakra alles enthalten. Yantra ist der weiße Kreis, manchmal mit einem kleinen weißen Dreieck in der Mitte. Der Kreis steht für Einheit, das Dreieck für den Beginn der Schöpfung. Das Ajna Chakra hat zwei Blütenblätter. Diese stehen für Ida und Pingala, die beiden Haupt Nadis oder Energie-Kanäle, die sich im Ajna Chakra kreuzen. Die beiden Blütenblätter sind ebenfalls weiß, manchmal werden sie aber auch als indigofarben dargestellt. Ihre Bija Mantras sind Ham und Ksham. Sie stehen für die Sonnen- und die Mondenergie, das Manifeste und das Unmanifeste. Häufig werden auch Hypophyse und Zirbeldrüse den beiden Blütenblättern zugeordnet. Herschende Gottheit ist Sadashiva, der Gütige bzw. Shambhu Nada, der freundliche Klang. Göttin des Stirnchakras ist Shakti Hakini, die so weiß ist wie der Mond und sechs Gesichter und sechs Arme hat. Ihre Hände formen die Mudras von Abhayam (Vertrauen) und Dana (Geben) und halten ein Buch, einen Schädel, eine Trommel und einen Rosenkranz.

Unter den Sinnen wird dem Ajna Chakra das "Denken" zugeordnet. Denken ist zwar eigentlich kein Sinn, aber es steuert, kombiniert und wertet alle Sinnesinformationen aus. Chid, reines Wissen, ist der Aspekt der Wahrheit (Satchidananda), welcher sich hier besonders manifestiert. Wenn du deine Konzentration auf die Verbindungsstelle der drei Hauptnadis richtest, kannst du irgendwann das individuelle Bewusstsein überschreiten und Buddhi, eine höhere Form der Intelligenz, manifestieren. Du verhaftest nicht mehr an Dingen, Personen oder Ideen. Im Gegensatz zu allen anderen Chakras ist es nur in Ajna möglich, individuelles und kosmisches Selbst zusammenfließen zu lassen. Ajna ist auch als das Auge Shivas bekannt, weil er der Inbegriff der Meditation ist. Ist Ajna vollständig aktiv, hast du uneingeschränkte Kontrolle über deinen eigenen Geist. Ist es noch nicht aktiv, tust du viele Dinge unbewusst, wie etwa Essen, Reden oder Gehen. Motivationen von Ajna sind also Wissendurst, Wunsch nach Erkenntnis und Selbstverwirklichung (Mumukshutva).

Das Ajna Chakra kontrolliert außerdem die Augen und ergänzt die physische Sehkraft vom Manipura Chakra mit dem Blick für das große Ganze. Als "Kommandozentrum" steuert es die Funktionen aller sensorischen und motorischen Organe, das gesamte Hormon- und Nevensystem, sowie alle anderen Chakras. Es wird Tapoloka sowie Karana Sharira, dem Kausalkörper zugeordnet und ist der Sitz der feinen Essenz (Tanmatra) vom Ätherelement.

Ist das Chakra im Ungleichgewicht, wird es dir vielleicht schwer fallen, dich zu konzentrieren oder zu lernen. Dein Geist ist unruhig. Vielleicht treten sogar Schizophrenie und Wahnvorstellungen auf. Auf physischer Ebene kannst du neurologische Störungen, Migräne bzw. Kopfschmerzen, oder Probleme mit Augen, Ohren und Nebenhöhlen bekommen.

Im bzw. oberhalb des Ajna Chakras befindet sich Rudra Granthi, der oberste der Energieknoten, Granthis, welche die Kundalinienergie daran hindern, weiter aufzusteigen und das Bewusstsein an die äußere Welt fesseln. Rudra Granthi steht für die Schwierigkeit, aus einer transzendenten Form der Wonne in die Formlosigkeit aufzusteigen. Damit das funktioniert, gilt es, über viele Jahre sein Ego zu transzendieren, um sich nicht in die neu gewonnenen Siddhis (besondere Fähigkeiten) zu verstricken.

"Wer erfolgreich über dieses Zentrum meditiert, zerstört das Karma aller vergangener Leben und wird eine befreite Seele", schreibt Swami Vishnu-devananda in seinem Buch "Meditation und Mantras".

Die Arbeit mit Ajna verspricht transzendentale Erfahrungen und andere verlockende Fähigkeiten. Um es zu erreichen und vollständig zu aktivieren, muss allerdings ein strenges Sadhana eingehalten werden. Fester Glaube und Disziplin sind notwendig. Im Yoga gibt es zahllose Techniken zur Erweckung des Dritten Auges. Dazu gehören unter anderem:

- Achtsamkeitsschulung und spezielle Meditationen, insbesondere Visualisierung von weißem Licht, sowie Tratak und andere Augenübungen
- Spezielle Affirmationen wie "Ich finde Zugang zu meiner Intuition."
- Spezielle Pranayamas und Mudras, insbesondere Anuloma Viloma, Shambhavi Mudra und Nabho Mudra
- Mantrasingen, insbesondere Singen von Om
- Asanas, insbesondere Shirshasana - Kopfstand, Garbhasana - Stellung des Kindes, Ardha Matsyendrasana - Drehsitz , Dhanurasana - Bogen, Kakasana - Krähe, Padahastasana - stehende Vorwärtsbeuge, Vrikshasana - Baum, Bhujangasana - Kobra

Das Ajna Chakra steht in Verbindung mit dem Manipura Chakra, daher sollten beide Chakras zusammenarbeiten und gemeinsam harmonisiert werden.

Ajna Chakra आज्ञाचक्र ājñā-cakra Aussprache

Hier kannst du hören, wie das Sanskritwort Ajna Chakra, आज्ञाचक्र, ājñā-cakra ausgesprochen wird:

Ajna Chakra Bija Mantra Rezitationen

Um das Ajna Chakra zu aktivieren, kannst du die zu diesem Chakra gehörigen Bija Mantras rezitieren. Hier Video Anleitungen dazu:

Siehe auch

- Drittes Auge
- Ajna
- Intuition
- Erkenntnis
- Jnana Yoga
- Om
- Trikuti
- Bindu
- Chakra
- Manipura Chakra
- Kundalini Yoga
- Rudra Granthi
- Goraksha Shataka
- Nadi

- Bija Mantra
- Nabho Mudra
- Bhrumadhya Akasha
- Shat Chakra Nirupana
- Tattwa
- Yantra
- Tapoloka
- Karana Sharira
- Sanskrit Kurs Lektion 50
- Goraksha Paddhati Vers 2.9

Literatur

- Brenda Davies: *Chakras: Tore zur Seele*, Heyne Verlag, 2007
- Sukadev V. Bretz: *Die Kundalini-Energie erwecken*, Hugendubel, 2007
- Kalashatra Govinda: *Chakra-Praxisbuch*
- Harish Johari: *Chakras: Die klassischen Grundlagen und die Praxis der Energieumwandlung*, Kailash, 2008
- Caroline Myss: *Chakren - die sieben Zentren von Kraft und Heilung*, Droemer Knaur, 2000
- Rhyner, Dr. Hans Heinrich: *Das neue Ayurveda Praxishandbuch*, Urania, 2004
- *Swami Saradananda: The Essential Guide to Chakras*
- Swami Saradananada: *Chakra Meditation. Discover Energy, Creativity, Focus, Love, Communication, Wisdom, and Spirit*
- Swami Satyananda Saraswati : Kundalini Tantra

- Swami Satyananda Saraswati : Asana Pranayama Mudra Bandha
- Kundalini Yoga von Swami Sivananda
- Tatzky/Trökes/Pinter-Neise, Theorie und Praxis des Hatha-Yoga
- *Swami Vishnudevananda: Meditation und Mantras.* 1986, ISBN 978-3-930716-02-9

Weblinks

- Artikel zum Ajna Chakra im Yoga Vidya Blog
- Ajna Chakra
- Ajna Chakra aktivieren
- Chakra Portal
- Chakras, Energie-Zentren
- Die yogische Chakrenlehre – Weg zur ganzheitlichen Entwicklung der Persönlichkeit Teil 1
- Prana und die 7 Chakras
- Chakra Meditation
- Yoga und die Chakras
- Die sieben Chakras und ihre Entsprechungen
- Prana, Nadis und Chakras
- Depression: Chakra-spezifische Ursachen
- Die Vokal Atmung
- Kanda
- Kundalini-Erweckung
- Kundalini Yoga Portal
- Prana Portal
- 3 Körper und 5 Hüllen

- Yogatherapie Portal
- Umfangreiche Portalseite zum Ayurveda

Seminare

Meditation

Mit Meditation, Yoga und Mantra-Singen tauchst du in deine innere Welt. Ein Intensivseminar mit täglichen langen Meditationssitzungen, zwei Yoga-Stunden und Mantra-Singen. Du findest zu dir selbst...

Mit Meditation, Yoga und Mantra-Singen tauchst du in deine innere Welt. Ein Intensivseminar mit täglichen langen Meditationssitzungen, zwei Yoga-Stunden und Mantra-Singen. Du findest zu dir selbst...

Chakras

Finde zurück in deine Mitte, erde dich, um alle ChakraEnergie gebündelt in deine Krone zu senden und darüber hinaus. Während dein Körper in sanfter Dehnung entspannt, erfährst du deine Verbin...

Klang und Klangschwingungen haben einen intensiven Bezug zu den Chakras, den Energiezentren. Im Yoga ist es daher eine alte Tradition, Chakras mit Klangschwingungen zu stärken, zu reinigen und zu...

Energiearbeit

Gründliche Einführung in die Theorie und Praxis des Kundalini Yoga, Yoga der Energie. Die praktischen Übungen des Kundalini Yoga umfassen Pranayama (Yoga Atemübungen), einfache Variationen von...

Was ist das Dritte Auge? Wofür und warum ist es wichtig? In welchem Zustand befindet es sich und was kannst du damit sehen? Ist dein Drittes Auge geöffnet? Wie kannst du die Fähigkeiten des 3. A...

Multimedia

Sukadev über Ajna Chakra Meditation Drittes Auge Ajna-Chakra-Aktivierung-Meditation Ajna-Erd-Himmels-Meditation

Die sieben Hauptchakren

Muladhara - Swadhisthana - Manipura - Anahata - Vishuddhi/Vishuddha - **Ajna** - Sahasrara

XVI. Ajna:[16]

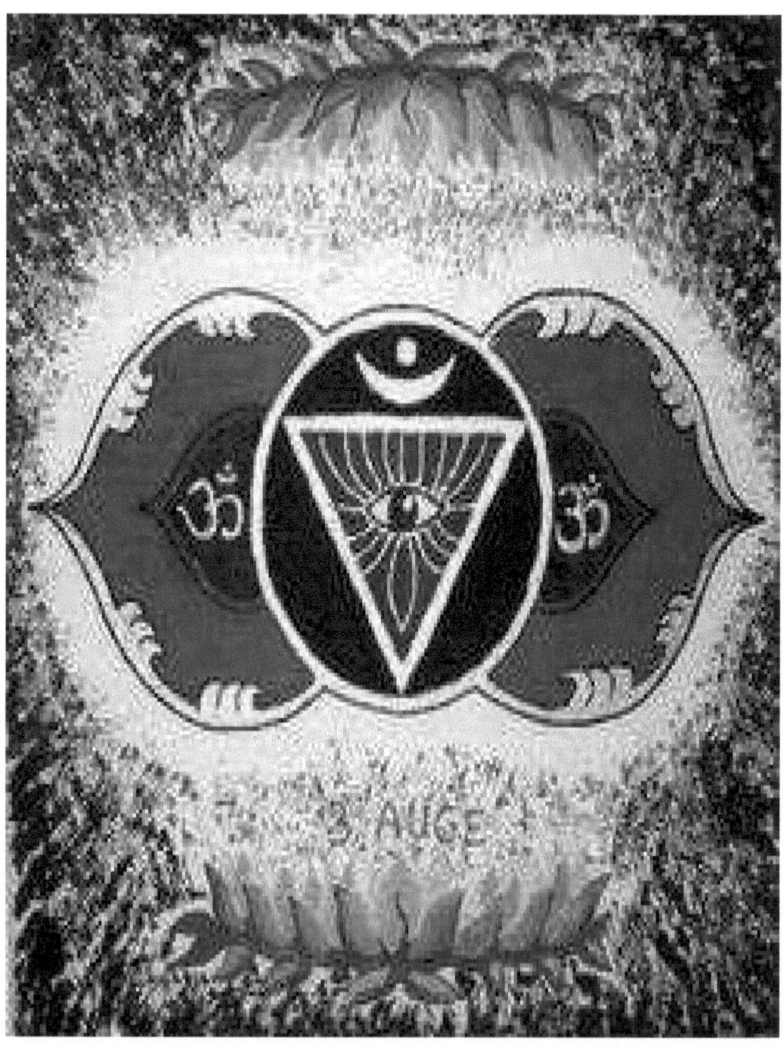

Künstlerische Darstellung des Ajna Chakras von Sharada Steffens

[16] Vgl. https://wiki.yoga-vidya.de/Ajna

1. **Ajna** (Sanskrit: अज्ञ a-jña *adj.*) unwissend, einfältig, dumm, unerfahren, keinen Verstand habend.

2. **Ajna** (Sanskrit: आज्ञा ājñā *f.*) Kommando, Anordnung, Befehl; Erlaubnis; Autorität, unbegrenzte Macht. Bekannt ist das Ajna Chakra. Ajna Chakra ist das Chakra, das Energiezentrum von unbegrenzter Macht. Ist das Ajna Chakra voll aktiv, hat man volle Macht über seinen eigenen Geist. Das Ajna Chakra ist auch das Befehlschakra, d.h. es steuert die anderen Chakras.

Niederschrift eines Vortragsvideos von Sukadev über Ajna

Ajna heißt Befehl, Anordnung und Kommando. Ajna hast du vermutlich schon mal gehört als Ajna Chakra, das sechste Chakra, das Intuitions-Chakra. Ajna ist ein Sanskrit-Wort, Ajna heißt Befehl, Anordnung und Kommando. Und das Ajna Chakra ist das Befehls-Chakra, ist das Chakra, das unterhalb vom Sahasrara Chakra ist und die fünf unteren Chakras beherrscht. Das Sahasrara Chakra, das Scheitel-Chakra, ist kein Ajna Chakra, weil es jenseits von allem ist und das reine Brahman symbolisiert. Dort ist kein Befehl, sondern einfach nur Unendlichkeit, Ewigkeit, Satchidananda, Sein, Wissen, Glückseligkeit.

Aber vom Ajna Chakra geht alles andere aus. Vom Ajna Chakra aus kannst du die anderen Chakras steuern. Und daher ist es auch besonders wichtig, das Ajna Chakra zu aktivieren. Bei Yoga Vidya empfehlen wir normalerweise entweder im Anahata Chakra, Herz-Chakra, oder im Ajna Chakra, Punkt zwischen den Augenbrauen, Mitte der Stirn, zu meditieren. So hat es schon Swami

Vishnu-devananda empfohlen. So hat es schon Swami Sivananda empfohlen. Es gibt Menschen, die sich auch eher auf Sahasrara Chakra konzentrieren, und viele Menschen wechseln auch mal das Chakra. Aber im allgemeinen sind das Ajna oder das Anahata Chakra die populärsten Chakras für die Meditation, und die meisten Menschen konzentrieren sich sogar auf das Ajna Chakra.

Und da ist manchmal die Frage, reicht es aus, sich darauf zu konzentrieren? Sollte man nicht alle anderen Chakras auch öffnen? Die Antwort ist, beides. Es ist gut, die anderen Chakras zu öffnen und dazu machen wir bei Yoga Vidya Asanas und Pranayama. Aber am wichtigsten ist, das Ajna Chakra zu beherrschen, denn Ajna ist das Befehls-Chakra. Wenn du das Ajna Chakra geöffnet hast, dann hast du Ajna, Befehlsgewalt und Herrschaft über alle anderen Chakras. Wenn du Ajna Chakra beherrscht hast, dann hast du Ajna, die Meisterschaft, die Herrschaft, über alle anderen. So ist es besonders wichtig, das Ajna Chakra zu aktivieren.

Ajna आज्ञा ājñā Aussprache

Hier kannst du hören, wie das Sanskritwort Ajna, आज्ञा, ājñā ausgesprochen wird:

Siehe auch

- Ajna Chakra
- Ajnana
- Avijnana

- Jnana
- Jna
- Chakra
- Drittes Auge
- Anahata Chakra
- Bhrumadhya Akasha
- Shat Chakra Nirupana
- Kundalini Yoga
- Rudra Granthi
- Nadi
- Bija Mantra
- Tattwa
- Yantra
- Tapoloka
- Karana Sharira

Die sieben Hauptchakren

- Muladhara - Swadhisthana - Manipura - Anahata - Vishuddhi/Vishuddha - Ajna - Sahasrara

Literatur

- Theorie und Praxis des Hatha-Yoga von Tatzky/Trökes/Pinter-Neise
- Harish Johari: *Chakras: Die klassischen Grundlagen und die Praxis der Energieumwandlung*, Kailash, 2008
- Caroline Myss: *Chakren - die sieben Zentren von Kraft und Heilung*, Droemer Knaur, 2000

- Brenda Davies: *Chakras: Tore zur Seele*, Heyne Verlag, 2007
- Kalashatra Govinda: *Chakra-Praxisbuch*
- Swami Saradananada: *Chakra Meditation. Discover Energy, Creativity, Focus, Love, Communication, Wisdom, and Spirit*
- Swami Satyananda Saraswati : Kundalini Tantra
- Sukadev V. Bretz: *Die Kundalini-Energie erwecken*, Hugendubel, 2007
- Kundalini Yoga von Swami Sivananda
- Swami Satyananda Saraswati : Asana Pranayama Mudra Bandha
- *Das Yoga-Lexikon* von Wilfried Hunzermeyer, Edition Sawitri.
- *Spirituelles Wörterbuch Sanskrit-Deutsch*von Martin Mittwede, Sathya Sai Vereinigung e.V.

Weblinks

- Ajna Chakra
- Ajna Chakra aktivieren
- Chakra Portal
- Chakras, Energie-Zentren
- Prana und die 7 Chakras
- Chakra Meditation
- Yoga und die Chakras
- Die sieben Chakras und ihre Entsprechungen
- Prana, Nadis und Chakras
- Depression: Chakra-spezifische Ursachen

Meditation

Mit Meditation, Yoga und Mantra-Singen tauchst du in deine innere Welt. Ein Intensivseminar mit täglichen langen Meditationssitzungen, zwei Yoga-Stunden und Mantra-Singen. Du findest zu dir selbst...

Mit Meditation, Yoga und Mantra-Singen tauchst du in deine innere Welt. Ein Intensivseminar mit täglichen langen Meditationssitzungen, zwei Yoga-Stunden und Mantra-Singen. Du findest zu dir selbst...

Chakras

Finde zurück in deine Mitte, erde dich, um alle ChakraEnergie gebündelt in deine Krone zu senden und darüber hinaus. Während dein Körper in sanfter Dehnung entspannt, erfährst du deine Verbin...

Klang und Klangschwingungen haben einen intensiven Bezug zu den Chakras, den Energiezentren. Im Yoga ist es daher eine alte Tradition, Chakras mit Klangschwingungen zu stärken, zu reinigen und zu...

Energiearbeit

Gründliche Einführung in die Theorie und Praxis des Kundalini Yoga, Yoga der Energie. Die praktischen Übungen des Kundalini

Yoga umfassen Pranayama (Yoga Atemübungen), einfache Variationen von…

Was ist das Dritte Auge? Wofür und warum ist es wichtig? In welchem Zustand befindet es sich und was kannst du damit sehen? Ist dein Drittes Auge geöffnet? Wie kannst du die Fähigkeiten des 3. A…

XVII. Drittes Auge:[17]

Das **Dritte Auge**, auch bekannt unter dem Ausdruck "Inneres Auge", ist eine mystisch-esoterische Begrifflichkeit. Damit ist ein vermeintlich unsichtbares Auge gemeint, das eine Wahrnehmung haben soll, die über das normale Sehen hinausgeht. In gewissen Dharma-bezogenen spirituellen Traditionen, wie z.B. dem Hinduismus, wird das Dritte Auge auch Stirnchakra oder Ajna Chakra genannt. In der Theosophie wird es mit der Zirbeldrüse gleichgesetzt. Das Dritte Auge steht auch für die Pforte, durch welche man in innere Welten und in Räume höheren Bewusstseins eintreten kann.

[17] Vgl. https://wiki.yoga-vidya.de/Drittes_Auge

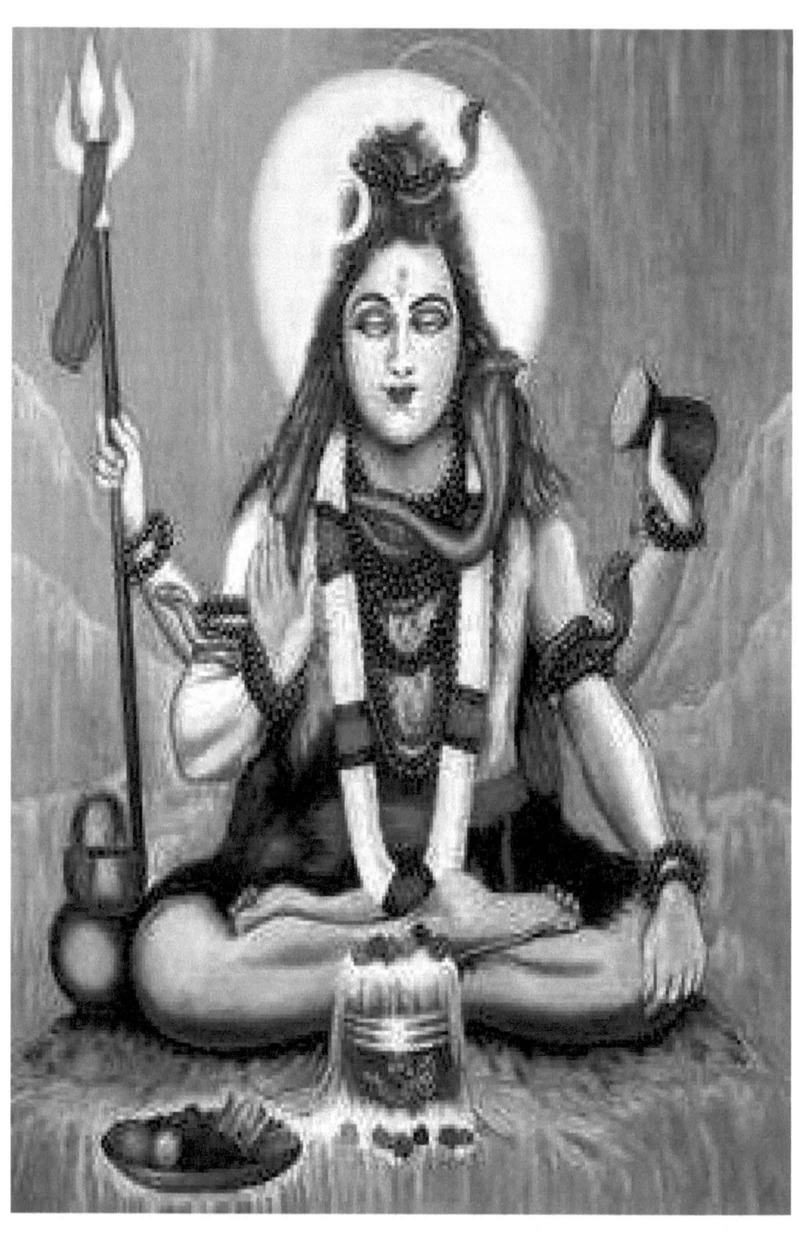

Shiva mit Drittem Auge

In der New Age Terminologie symbolisiert das Dritte Auge oft den Zustand der Erleuchtung. Dort sollen auch Geistesbilder und Visionen hervorgerufen werden, die für jeden zutiefst spirituelle oder psychologische Bedeutung haben können. Mit dem Dritten Auge werden oft religiöse Visionen und Hellsichtigkeit assoziiert. Man bringt das Dritte Auge auch mit der Fähigkeiten in Verbindung, Chakras und Auras wahrzunehmen, Vorahnungen zu haben oder auch außerkörperliche Erfahrungen (Astralwanderung, Seelenreise) zu unternehmen. Menschen mit einem geöffneten Dritten Auge werden manchmal auch als Seher bezeichnet.

Im Hinduismus heißt es, dass sich das Dritte Auge in der Mitte der Stirn befindet, ein wenig oberhalb der Augenbrauen. Es handele sich um ein Kshetra, also um ein Ausstrahlungsfeld des Ajna oder Stirnchakras, welches in der Mitte des Kopfes sitzt. In anderen Glaubensrichtungen, wie in der Theosophie, dagegen glaubt man, dass mit dem Dritten Auge die Zirbeldrüse gemeint ist. Der Glaube basiert auf der Theorie, die Menschen hätten in grauer Vorzeit tatsächlich ein drittes Auge am Hinterkopf gehabt, das sie sowohl physisch als auch spirituell einsetzen konnten. Im Laufe der Zeit ist es wohl evolutionsbedingt verkümmert, nach innen gesunken und hat sich zu dem entwickelt, was wir heute "Zirbeldrüse" nennen.

Dr. Rick Strassman hat in seiner Theorie ausgeführt, dass die Zirbeldrüse, welche höchst lichtempfindlich ist, zuständig ist für die Produktion und Ausscheidung einer Substanz, welche bekannt ist unter der Bezeichnung DMT (Dimethyltryptamin). Seiner Ansicht nach würden große Mengen dieses Entheogens wahrscheinlich während des Geburtsprozesses und des Sterbevorgangs ausgeschüttet.

In den Religionen

Im Taoismus und vielen anderen traditionellen chinesischen Glaubensrichtungen wie dem Chan (eine Schwester der Zen-Schule) wird das Dritte Auge wie in einem Training geschult, indem bei geschlossenen Lidern der Aufmerksamkeits-Fokus auf den Punkt zwischen den Augenbrauen gelenkt wird. Oft wird der Körper dabei in verschiedene Qigong-Stellungen gebracht. Ziel dieser Übung ist für jeden Schüler, sich mit der "Schwingung" des Kosmos in Resonanz zu bringen und so eine solide, gesunde Basis zu bekommen, von der noch höhere Ebenen der Meditation erreichbar werden.

Im Taoismus wird gelehrt, dass das Dritte Auge, auch das "Geistige Auge" genannt, in der Mitte zwischen den zwei physischen Augen sitzt und sich bis zur Mitte der Stirn ausdehnt, wenn es einmal geöffnet ist. Ferner wird angeführt, dass das Dritte Auge eines der Hauptenergiezentren des menschlichen Körpers ist. Es liegt genau dort, wo sich das sechste Chakra befindet und ist Teil des Hauptmeridians, der Energie-Linie, welche die rechte und linke Körperhälfte voneinander trennt.

Den christlichen Lehren des zeitgenössischen Pater Richard Rohr nach soll die Idee des Dritten Auges eine Metapher für das nicht-dualistische Denken sein, welches die christlichen Esoteriker und Mystiker befähigt, Erkenntnisse zu erlangen. Rohrs Auffassung nach werden von den Esoterikern beide Augen verwendet; das erste Auge, welches Sicht durch sensorischen Input ermöglicht, und das zweite Auge, welches zu Rationalität, Meditation und Reflektion dient.

"Doch sie wissen genau, dass Wissen nicht immer mit tiefer Erkenntnis einhergeht oder bloße Informationsdaten, mögen sie auch noch so genau sein, nicht gleich einen Bewusstseinswandel an sich bedeuten, und dass das eine mit dem anderen nicht zu verwechseln ist. Das "mystische Schauen" gründet in dieser Art des Denkens, baut sich auf diese ersten zwei Augen auf und geht sogar noch weiter." Rohr bezeichnet diese Ebene der Erkenntnis als Christus-Denken.

Den Lehren des Neo-Gnostikers Samuel Aun Weor nach wird das Dritte Auge mehrere Male symbolisch als auch funktional in der "Offenbarung des Johannes" 3:7-13 erwähnt (Bibel, Neues Testament). Seiner Ansicht nach beschreibt der Apostel in diesem prophetischen Buch eigentlich die Erweckung der Kundalini-Schlange in der Wirbelsäule, und ihren Aufstieg mit dreieinhalb Drehungen durch die sieben Chakras.

Anhänger der Theosophin Helena Petrovna Blavatsky behaupten, das Dritte Auge sei tatsächlich die zum Teil ruhende Zirbeldrüse, welche sich zwischen den beiden Hirnhälften befindet.

Verschiedene Arten von niederen Wirbeltieren, wie etwa einige Reptilien und Amphibien, haben tatsächlich ein Scheitelauge, auch

Parietalauge genannt. Es ist ein nach oben gerichtetes, zentrales drittes Auge auf dem Scheitelbein des Schädels, das bei ursprünglichen Wirbeltieren als Lichtsinnesorgan zur Wahrnehmung von Helligkeitsunterschieden dient, was wesentlich für die Regulierung des Biorhythmus und für die Orientierung ist.

C. W. Leadbeater stellte die Behauptung auf, dass das Dritte Auge mittels einer "ätherischen Röhre" mikroskopische oder teleskopische Sichtungen entwickeln könne. Stephen Phillips meinte, dass man durch eine mikroskopische Vision des Dritten Auges in der Lage wäre, sogar Objekte in der Größenordnung von Quarks zu beobachten.

Kurze Begriffserläuterung

Als drittes Auge wird das Auge der Intuition bezeichnet. Im Yoga spielt das dritte Auge eine wichtige Rolle. Es hat seinen Sitz zwischen den Augenbrauen bzw. in der Mitte der Stirn und ist vertikal. Das dritte Auge steht für das Auge der Intuition. Shiva wird typischerweise mit drittem Auge dargestellt, manchmal auch Krishna. Der rote Punkt, den man im Yoga z.B. bei Pujas aufträgt oder der „Bindi“ indischer Frauen steht symbolisch für die Öffnung des dritten Auges. Heutzutage machen das die meisten indischen Frauen nicht aus religiösen Gründen sondern als Dekoration, aber ursprünglich war es ein Symbol für die Aktivierung des dritten Auges. Im Yoga gibt eine Menge Übungen zur Aktivierung des dritten Auges, angefangen mit der Wechselatmung bis zur die Konzentration auf das dritte Auge. Es gibt die Pendelmeditation über das dritte Auge, bestimmte Augenbewegungen, Tratak und viele weiteren Übungen zur Öffnung. Die meisten Yogaübenden werden ihr drittes Auge schon nach einigen Yogastunden spüren.

Siehe auch

- Ajna Chakra
- Chakra
- Sahasrara Chakra
- Vishuddha Chakra
- Anahata Chakra
- Manipura Chakra
- Svadhisthana Chakra
- Muladhara Chakra
- Kundalini Yoga
- Chakravaka
- Chakravaki
- Chakramudga
- Rudra Granthi
- Intuition
- Om

Literatur

- Kundalini Yoga von Swami Sivananda

Weblinks

- Alles über Chakren
- Ajna Chakra, Drittes Auge

- Offizielle Homepage von Yoga Vidya
- Yogatherapie Portal bei Yoga Vidya
- Meditationen bei Yoga Vidya
- Divine Life Society - Sivananda Ashram

Seminare

Meditation

Mit Meditation, Yoga und Mantra-Singen tauchst du in deine innere Welt. Ein Intensivseminar mit täglichen langen Meditationssitzungen, zwei Yoga-Stunden und Mantra-Singen. Du findest zu dir selbst...

Mit Meditation, Yoga und Mantra-Singen tauchst du in deine innere Welt. Ein Intensivseminar mit täglichen langen Meditationssitzungen, zwei Yoga-Stunden und Mantra-Singen. Du findest zu dir selbst...

Chakras

Finde zurück in deine Mitte, erde dich, um alle ChakraEnergie gebündelt in deine Krone zu senden und darüber hinaus. Während dein Körper in sanfter Dehnung entspannt, erfährst du deine Verbin...

Klang und Klangschwingungen haben einen intensiven Bezug zu den Chakras, den Energiezentren. Im Yoga ist es daher eine alte Tradition, Chakras mit Klangschwingungen zu stärken, zu reinigen und zu...

Energiearbeit

Gründliche Einführung in die Theorie und Praxis des Kundalini Yoga, Yoga der Energie. Die praktischen Übungen des Kundalini Yoga umfassen Pranayama (Yoga Atemübungen), einfache Variationen von...

Was ist das Dritte Auge? Wofür und warum ist es wichtig? In welchem Zustand befindet es sich und was kannst du damit sehen? Ist dein Drittes Auge geöffnet? Wie kannst du die Fähigkeiten des 3. A...

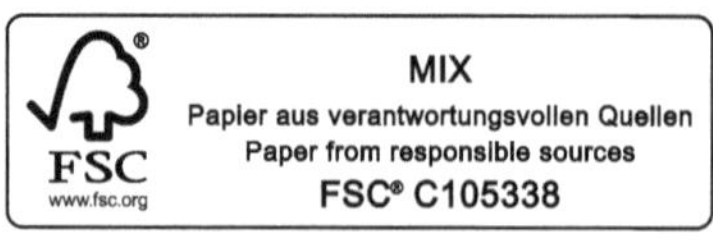

Printed by Books on Demand GmbH, Norderstedt / Germany